"肿"要知道丛书　　总主编　王红霞

# "乳"此健康
# 你要懂得更多

主　　编　王红霞　刘　俊

副 主 编　陈健华

编写人员　王红霞　王　玮　王　晔　朱　瀛

刘　军　刘　俊　李　宁　张铁宁

陈健华　赵　钧　周旭婕　秦　钧

黄伟翼　陶　威　蔡　讯　殷鹤英

杨　枫　程　进　赵喆斌

上海科学技术出版社

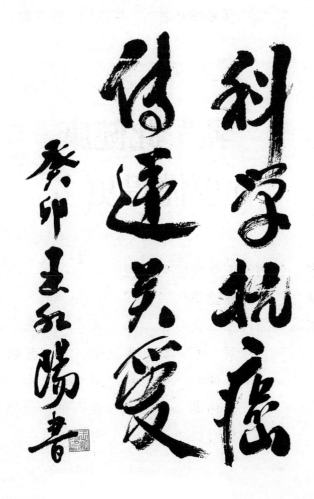

科学抗癌 传递关爱

癸卯王红阳书

中国工程院院士
发展中国家科学院院士
国家肝癌科学中心主任
上海东方肝胆外科医院肿瘤临床医学中心主任

王红阳

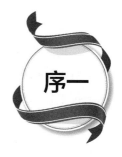

# 序一

　　恶性肿瘤是人类的健康杀手，随着我国工业化进程、人口老龄化和生活方式的改变，肿瘤发病率和死亡率居高不下，呈进一步上升趋势，严重危害人民健康。

　　深化肿瘤防治，从源头上改善肿瘤防治的局面，除了医务工作者的努力，更需要全民的关注和参与。防胜于堵，提高广大人民肿瘤防治的意识，普及肿瘤防治的相关知识至关重要。恶性肿瘤作为一类非常复杂的疾病，其涉及知识面广，前沿热点多，科普难度很大，尽管多年来有各种肿瘤防治书籍问世，但往往缺乏系统性、前沿性。

　　为适应新时代国家对肿瘤科普工作的要求，由王红霞主任牵头的《"肿"要知道丛书》集合了业界专家和一线临床医生，从不同层面为广大群众全面而系统地介绍肿瘤防治相关知识，内容深入浅出、图文并茂，把很多该领域晦涩的专业名词、先进的理论、前沿的技术用通俗易懂的语言分享给广大读者。兼顾了科学性、趣味性、实用性。相信通过阅读该丛书，广大群众可以对肿瘤相关的基本概念、肿瘤的发生发展等有一个全貌的概览；对诸如"如何辨别肿瘤的早期信号""如何正确的防癌体检""如何正确解读肿瘤筛查标记物"等热点问题有一个科学、客观的认识；对诸如肺癌、乳腺癌、消化道肿瘤等常见肿瘤的诊断、治疗手段有一个全面的了解，从而为今后更好地配合各级医务人员的宣教、筛查、诊治等工作做一定的知识储备。

世界卫生组织提出"把重点从治疗转向预防，开展积极有效的预警、早诊及干预研究，可以有效降低肿瘤发病率和提高治愈率"。相信《"肿"要知道丛书》的出版是对这一倡议很好的回应和诠释，对提高全民防癌意识、节约社会资源、减轻国家资金负担具有现实意义。

最后，我也殷切期望广大从事肿瘤防治相关工作的社会各界同仁能够切实响应国家号召、重视肿瘤科普工作，真正做到发动群众，一起携手共筑我国肿瘤防治的长城，最终实现全民健康的战略目标。

中国工程院院士

中国抗癌协会监事长

北京大学国际癌症研究院院长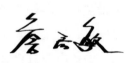

苏州大学苏州医学院院长　　　2023 年 11 月

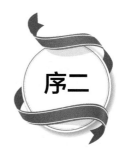

# 序二

　　随着人类寿命的延长和环境、生活方式等因素的改变，肿瘤发病率逐年升高，严重威胁着人类健康。"谈癌色变"似乎成为大众的心理"常态"。然而，世界卫生组织曾提出三个"1/3"的癌症防治思想，即 1/3 肿瘤是可以预防的，1/3 是可以被早期发现进而得到治愈的，还有 1/3 是可以通过合理治疗解除病痛，延长生命。为此，普及肿瘤知识与通过科学研究认识肿瘤同等重要。如何预防、如何早发现、如何规范合理地治疗既需要科学家和医务人员的共同努力，也需要他们从专业的角度，用通俗易懂的话语阐述和呈现相关知识，推广科普理念，提升大众科普素养。

　　我很高兴地看到，王红霞教授和她的团队在从事繁忙的医疗、科研和教学工作的同时，面向大众需求，挤出时间组建科普团队，从临床发病率高的瘤种开始，以科普文章、公众号短文、科普小视频、公益课堂等多种形式展开健康科普宣传。通过系列科普帮助大众认识进而正确对待肿瘤，减少恐惧心理，远离对肿瘤的认知误区。

　　《"肿"要知道丛书》围绕各种常见瘤种的筛查、诊断、治疗、康复、预防等，通俗易懂地给予介绍，着重阐述诊疗过程中的常见问题，并比较全面、系统地讲述了肿瘤相关的科普知识，传递对待肿瘤的正确理念。同时，以故事讲述的形式，从患者的亲身经历、体会和心路历程，分享了患者在诊疗过程中的感悟，使得本系列丛书更加具有可读性和易理解的特点。此外，对于不同肿瘤"防、筛、诊、治、康"过程中的不同特点予以单列章节着重介绍。

随着科学的不断发展，肿瘤诊治等手段也会不断更新。本系列丛书同时纳入最新诊断、治疗方法，对临床试验进行解读，我期望能看到《"肿"要知道丛书》也同肿瘤治疗指南一样不断更新扩展。

中国科学院院士

海南医科大学校长

上海交通大学医学院原院长

肿瘤系统医学全国重点实验室主任

2023 年 11 月

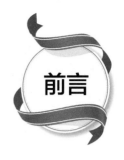

# 前言

　　乳房和人体其他部位一样，会出现各种良性、恶性疾病，使很多女性深受困扰。有的女性担心门诊遇上男医生，不愿去医院就诊；有的女性由于亲戚朋友有乳腺癌，怀疑自己也患乳腺癌而频繁就诊；也有的总觉得自己没问题，或者各种原因，硬生生将乳腺癌从早期拖到晚期。目前，智能手机普及，各种资讯充斥，良莠不齐，真假难辨，令普通大众无所适从。因此，亟须乳腺疾病相关专业的科普书籍，提高大众对乳腺疾病相关知识的认识，正确对待乳腺癌以及乳腺良性疾病，提高早诊断早治疗率，改善生活质量。

　　为此，我们组织了上海市第一人民医院乳腺外科、肿瘤科等相关科室及松江分院普外科的高年资医生，对乳腺疾病的常见表现、常用检查，乳腺良性疾病的诊断和治疗，乳腺癌的诊断、治疗和康复，以及大众关心的乳腺癌基因检测等内容进行了系统性的梳理，编写了这本图书。书中语言尽量通俗化，避免专业术语，穿插故事化案例讲述，让大众更容易理解。本书适合普通乳腺疾病患者参考，也适合确诊乳腺癌后的患者阅读，让患者能更方便地和医生沟通，选择更适合自己的治疗方法。

　　由于临床技术日新月异及篇幅有限，本书对乳腺疾病的阐述不可能面面俱到。如果有书中没有涉及的疑问，建议咨询乳腺专科医生。文中也难免有不足之处，欢迎批评指正。

王红霞 刘 俊
2023 年 10 月

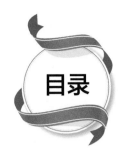

# 目录

# 第一章

# 你不了解的乳房

**看看"房子"的内部结构**

丰满健美的乳房，就像一件艺术品，是美和爱的标志，也影响了家庭关系和生命延续。然而我们不得不直面，乳房既是哺育生命的源泉，也可以是生命的摧毁者。所以，你真的了解你的乳房吗？

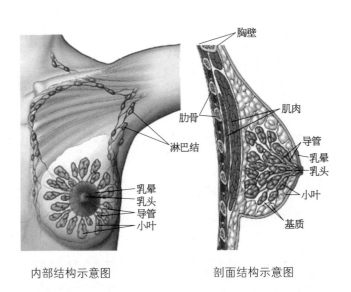

内部结构示意图　　　　剖面结构示意图

就像一座房子一样，我们首先要了解房子的大致结构，才能在出现状况时知道是哪里出了问题——了解乳房的结构有利于我们了解乳房疾病。

乳房中最重要的结构是乳腺组织，它们是哺乳期真正参与乳汁分泌的"功臣"，也是乳腺癌时真正发生癌变的"罪臣"。乳腺组织包括了导管和小叶，从图中看，乳腺组织像一串葡萄，由通往乳头的主导管分出小的导管分支，小叶结构就像一颗颗葡萄挂在藤蔓（导管）上。哺乳期，小叶源源不断地分泌乳汁送入导管，最后汇聚到乳头的大导管流出来。而乳腺癌发生时，病理报告上大多是"浸润性导管癌"或"浸润性小叶癌"，就是相应的导管或者小叶部位癌变了。

我们知道乳房位于前胸壁，在它的后面是胸壁的肋骨和肌肉，那乳房是怎么保持坚挺的呢？这就依靠乳腺的"提篮"——结缔组织。乳房的悬韧带和各种筋膜共同构成支撑乳房的结缔组织，它包括了分布在小叶间的基质，就像一个"提篮"，使乳房悬挂在胸前。这些"提篮"组织会随着年龄增长慢慢松弛，乳房就会慢慢下垂，变得不再坚挺。除了结缔组织，乳房中还有非常重要的一种成分——脂肪。脂肪组织在乳房中占有很大比重，其实乳房的大小和形状也是由乳房中的脂肪直接决定的。

之所以说你并不了解乳房，是因为平时只看到外形，而不知道其内部的结构和形态保持的奥秘啊！

在女性乳房内，整个乳腺的腺体都被细密的淋巴网所包围。这些淋巴网把乳腺的"葡萄串"密密地包围起来，确保代谢废物在第一时间被运走。那什么是淋巴结呢？淋巴结就是淋巴网络上的回收加工站，淋巴网回收的东西在淋巴结里加工分类，如果回收到了细菌或病毒还会被淋巴结里的免疫细胞清除掉。

（王　玮）

**腋下有淋巴结就是生癌了吗**

有时门诊会碰到一些女性朋友，拿着超声报告忧心忡忡地来找医生："医生，B超说看到我腋下有淋巴结，我是不是生癌了？"

其实，淋巴结是正常人都有的。淋巴系统是乳房内重要的排毒系统，会回收乳腺组织代谢产生的废物、毒物，还与免疫力相关。只有异常肿大淋巴结，需要进一步排除癌的可能性。

## 二　腋下长了肿块，可能只是副乳

门诊经常碰到女性朋友，说是腋下有肿块，月经前会更明显，有时还出现疼痛，担心自己得了癌。结果检查下来只是副乳。

大家最关心的问题是：副乳是病吗？需要怎么治吗？相信知道了什么是副乳，这些问题就迎刃而解了。

人体内的正常乳腺组织位于胸前，如果在其他位置出现了乳腺组织，我们通常就称之为副乳腺组织，即副乳。为什么会在其他部位出现乳腺组织？这和人体的胚胎发育有关。胎儿刚刚在母体形成的初期，人类和大多数哺乳动物一样，有6对乳房；在后续的发育过程中，剩余的5对乳房慢慢退化掉了，只留下胸前的一对。有些乳房没有退化彻底，在出生后就残留了副乳腺组织。除了残留了副乳腺组织，有些人还会残留副乳头，就是在副乳的表面有一个乳头，一般比较小，看上去像一颗小黑痣。也有副乳头和副乳腺都存在。

副乳最常见的位置在腋窝下，甚至在大腿根部也会出现副乳。有副乳的人，会发现单侧或双侧腋下一个肿块，摸上去比较软，有些人抬起胳膊来更明显，有些人放下双臂会更明显。因为也是乳腺组织，所以一方面副乳和正常乳腺一样，会随着正常的月经周期产生变化，可表现为月经期前的肿胀或胀痛；另一方面，副乳腺组织也会在哺乳期产奶，这也是有些哺乳期妇女腋窝肿块明显变大变硬，甚至副乳头出奶水的原因。此外，副乳表面和腺体内的脂肪组织会在肥胖时变多变大，这也是肥胖女性副乳容易更明显的原因。较大的副乳会影响局部的美观，使很多女性夏天不愿意穿无袖的漂亮衣服。

原来，常说的副乳竟然是人没退化的乳腺，真是太神奇了！那么副乳会癌变吗？

会！既然作为乳腺组织，它和正常乳腺组织癌变的概率是一样的。那需要预防切除术吗？其实不需要，我们不会单纯因为乳腺有癌变的风险就预防性地把两侧乳房都切掉，所以我们也不必因为有癌变的风险就去预防性地切除副乳。

对于预防副乳癌变，和预防乳腺癌变是一样的——规律的生活习惯，避免雌激素类添加的物质，以及定期的健康体检。当然，副乳除了生癌，也会发生一些良性病变，比如增生、腺瘤等，对于副乳出现增生疼痛，处理和乳腺增生一样。对于副乳因脂肪多而表现明显的，可以通过减肥而改善副乳的外观。

如果通过一系列检查提示副乳可能发生了癌变，那就需要接受手术切除；如果确诊是副乳乳腺癌，需要接受根治性切除手术。另外，部分生长于副乳的良性肿瘤，如腺瘤等，手术时可一并切除副乳腺组织。

　　而我们常碰到的情况是副乳的单纯增大，这种情况需要手术吗？这取决于患者的个人情况，如果增大的副乳对生活产

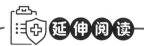

### 腋下肿块还会是什么

　　如果摸到腋下有肿块，除了副乳，还有可能是什么情况呢？

　　其一，单纯的皮下肿块可能出现于腋下，比如毛囊炎、脂肪瘤、皮脂腺囊肿等，这些疾病都可能会导致腋下有明显的肿块。还有一种情况是和淋巴系统有关。比如腋下淋巴结肿大的时候，就会导致腋下有明显的肿块出现。

　　那什么情况会导致淋巴结肿大呢？首先，乳房或者周围有炎症，如哺乳期急性乳腺炎，可导致腋窝淋巴结反应性增生、肿大，患者会出现发热、明显疼痛，这种情况经过积极有效的消炎治疗，症状能够逐渐好转。其次，恶性肿瘤如果通过淋巴转移，也会引起淋巴结的增大。发生于乳房的恶性肿瘤，包括乳房肉瘤、乳腺癌，很容易出现腋下淋巴结的转移，而表现为局部的肿块，严重的还会出现几个淋巴结的融合，如果肿瘤或恶性淋巴结侵犯神经，也会伴有明显的疼痛。这种情况需要及时就医。

生了很明显的影响，比如很影响美观，或者月经前胀痛很明显、不能耐受，可以考虑手术切除。

（王　玮）

 **三　乳头凹陷是病吗**

门诊很少碰到专门来看乳头凹陷的患者，大多数都是因为来看其他毛病，然后顺便问："医生，你能不能帮我看看这个？"大家不知道这个情况到底是不是病，也不知道这个情况需不需要就诊，但大家都感觉这不太正常。

我们一般认为乳头凹陷是指乳头低于乳晕平面的情况。根据凹陷的情况还可分为三度：Ⅰ度是指乳头内陷，可以被轻易挤出，挤出后乳头大小与正常人相似。Ⅱ度是指乳头完全陷于乳晕之中，不易被拉出，但挤出后乳头略小于正常人。Ⅲ度是指乳头完全凹陷于乳晕之下，极难被挤出，乳腺导管缩短。

乳头凹陷不仅影响美观，也会造成其他疾病。长期的乳头内陷可能会导致内陷部分的皮肤潮湿，并且会伴有湿疹，最后会出现出血、糜烂，甚至是感染。而内陷的乳头可能导致乳腺导管分泌物排出不畅，从而受到致病菌感染，就容易发展成为乳腺炎，如果不能从根本上解决内陷的问题，乳腺炎反复发作还可能发展成乳房脓肿。而哺乳期的女性乳头内陷可能会导致哺乳困难。

有些人的乳头凹陷是先天性的，就是从小或者青春期乳房发育的时候，乳头就是凹进去的，从来没有高于乳晕平面。目前医学上并不清楚为什么乳房发育的时候乳头会凹陷，但它的发生和乳腺导管短缩或组织纤维化挛缩相关，比如乳腺导管缩短、乳房内部纤维化挛缩、乳头平滑肌发育不良等。有些人还有遗传因素，家里的女性长辈也有这个毛病。

还有些人的乳头凹陷是继发性的。所谓的继发性，就是原本发育正常的乳头因为各种原因出现了内缩凹陷，常见的原因有外科手术或其他疾病。如果是继发性的乳头凹陷，而近期又没有乳房手术或受伤史，就要当心是不是乳房长了肿瘤，因为乳腺癌如果侵袭乳腺导管也可导致乳腺导管短缩，从而牵拉乳头凹陷。有时，乳头的凹陷可能是早期乳腺癌的唯一表现。当然，有些乳腺炎症疾病，也可能引起乳腺导管短缩和组织纤维化挛缩而致乳头凹陷。

很多人并不清楚乳头凹陷是否正常，看到这里就知道了吧！乳头凹陷会藏污纳垢，引起发炎，因此，对乳头凹陷应该积极处理。由于乳头局部皮肤很娇嫩，因此，清洁凹陷内污物时应该轻柔，避免过度用力损伤皮肤，进而使细菌进入皮肤后引起发炎。可以适当用含碘消毒液进行局部的消毒，最重要的是保持乳头局部的干燥，避免潮湿。

如果在青春期，女孩刚开始发育的时候出现乳头凹陷，提醒妈妈们一定要注意观察，及时就诊。如果不是非常严重的乳头凹陷，早期发现，及时进行正确干预，完全可以物理矫正，不需要手术。

对于Ⅰ度乳头内陷，应该每天至少2次进行内陷乳头的外翻，同时避免穿压迫乳头的内衣，尽量保持乳头处于外翻状态。Ⅰ～Ⅱ度的乳头凹陷，也可以使用乳头矫正器，尽量使乳头保持在外翻状态。但如果女孩长到 20 多岁，已经成年之后，Ⅲ度乳头凹陷比较严重，提拉不出来，就需要手术治疗了。手术治疗的方式主要为离断造成牵拉的乳管或纤维组织，可同时行乳头成形，但手术效果因人而异，而且手术往往会损伤乳腺导管，对以后的哺乳会有影响，建议到专业的整形科或乳腺外科进行手术，减少乳管损伤的可能性。

**特别提醒**

　　如果女性双侧乳头本来正常，突然出现单侧乳头内陷，这时需要当心，有可能是乳腺癌导致的。因为乳腺癌在发展过程当中，会侵袭乳头下方的韧带或者纤维束，这种牵拉导致乳头内陷。出现这种情况一定要及时就诊，进行必要的检查和治疗。

（王　玮）

## 四　怎样才能拥有丰满乳房

　　乳房饱满的外形并不是天生就有的。婴儿期、儿童期的女性乳房还没有发育，这个时候乳房只是两个小小的乳头。乳房最早的发育过程开始于青春期前，从 8 岁左右开始，至 12 岁，这一阶段乳房发育较为缓慢，主要为乳腺开始膨大，乳头、乳晕开始凸出；进入青春期，女性的乳房开始快速发育，在 12～13 岁时乳腺膨胀为半球状，但比正常乳房要稍小，乳房形状基本显现；至 14～15 岁时乳房、乳头、乳晕迅速生长，乳房周围和乳晕部位逐渐膨胀隆起，胸部呈现出锥形。到 16～18 岁时乳头、乳晕的膨大和乳腺腺体的膨大开始融合，逐渐形成正常的女性乳房外形，此时乳房的发育基本完成。

以上的发育过程是我们最熟悉的乳腺的第一次发育，也称为结构性发育，因为乳腺的组织结构在这次发育中得到逐步完善，为后续发挥功能做好了准备。其实，乳腺还有第二次发育的机会，那就是足月分娩引起的功能性发育。在女性的整个孕期，乳房都在不断膨大，并可能伴随着乳晕扩大、颜色加深等改变，直到接近分娩，乳腺已经可以分泌乳汁。生产后，在新生儿吸吮动作的刺激下，乳腺的泌乳功能得到进一步促进和完全发挥。但是孕期、哺乳期发生的乳腺发育，在断奶后会中止，乳房会重新缩小，退缩到孕前水平。哺乳能够帮助二次发育的乳腺顺利逐步退缩。有些女性在生产后没有进行哺乳，二次发育的乳腺的退缩就会受到阻碍，这可能会增加今后发生乳腺病变甚至乳腺癌的风险。所以，非常鼓励女性在生产后进行一段时间的哺乳。

女性乳房主要是在卵巢激素、垂体激素和胰岛素的共同作用下发育的，发育的年龄也存在个体差异性。乳房发育受全身营养状态、神经内分泌系统、疾病等的影响。乳房大小与以下因素有关：首先是遗传，遗传因素影响乳腺大小，家里女性长辈乳房较大的通常后代也会有较大的乳房；其次是营养状况，在 10～18 岁乳房发育的过程中，如果缺乏营养，生长发育受到影响，乳房大小也会受到影响，因此在乳房发育过程中注意不要过度减肥；此外乳房的发育会受物理压迫影响，如果长期穿太紧的塑身衣，特别是在青春期影响乳房的血液循环，就会影响乳房增大；体育锻炼也会影响乳房的大小，锻炼使胸大肌较强壮，可显得乳房较大。

## 五　乳房过大或过小的问题

丰满的乳房是美丽的象征，但乳房过大却会给女性带来困扰。巨乳症患者可能会受到周围人的评头论足而感觉自卑，羞于参加社交活动；在身体方面，乳房过大会妨碍体力劳动和体育锻炼，乳房重量大，会引起颈背部和肩部疼痛，甚至颈椎病，严重者还可造成驼背和胸廓畸形。巨大的乳房还会压迫神经引起双臂麻木或感觉异常，乳房下垂也常导致乳房下方皮肤湿疹、糜烂或其他皮肤病。

乳房过大的问题，如果是肥胖引起的，主要是乳房内脂肪堆积，可以通过运动、节食等方法进行减肥，当身体的重量减下去，乳房的体积也会随之减小。遗传性的乳房过大，如果没有对身体造成影响，可以不用处理；如果出现异常，可以采取乳房缩小手术进行治疗，通过缩乳整形手术，切除部分脂肪和腺体（由整形科或乳腺外科执行）。此外，乳房过大可能会对体检产生影响，一些较小、较深的肿块容易被漏诊，所以提醒乳房较大的女性定期接受乳腺彩超检查，避免误诊和漏诊。

乳房过小又称小乳症，一般是指女性的乳房体积小于200 ml。腺体组织过少或者脂肪组织过少都会导致乳房较小。

前面提到，乳房的发育与体内激素水平相关，乳房的发育受垂体前叶、肾上腺皮质和卵巢内分泌激素影响，如果因为疾病等

## 双侧乳房大小不一致怎么办

正常情况下，乳房可以出现两侧大小不一样，只要差别不是很大，不影响美观，就是一种正常的生理现象，不用特别处理。双侧乳房大小不一可能与遗传有关，每个人的体质都不一样，可能两侧乳房大小不一；也可能与青春期发育相关，或者和太早戴胸罩或戴不合适的胸罩有关。也有可能与女性体内的激素水平相关，或者是激素水平紊乱引起的。

如果原本较为对称的乳房，逐渐出现一侧增大，明显大于另一侧的情况，需要引起关注。体积增大的乳房可能是乳房伴有肿瘤性增生造成，年轻女性常会是乳腺囊肿、纤维腺瘤或体积较大的结节，可以通过乳腺彩超来进行相关的分析和检查。如果彩超检查发现体积较大的乳房是由于局部良性病变造成，可以通过手术切除局部的良性病变，从而改善乳房体积过大的表现。如果是乳腺癌引起的乳房增大，需要及早就医，进行根治手术治疗。对于哺乳期的女性来说，如果因为一侧乳汁不通畅或者乳头凹陷等原因总是进行单侧哺乳，或者是婴儿的食量较小、只能吸吮完一侧的乳汁，也会导致双侧乳房大小不一致。因此，建议哺乳期的女性能够双侧轮流哺乳。

原因造成激素水平不足，会因乳房发育不全导致乳房过小。如得了垂体前叶功能减退症，垂体性侏儒症会导致乳房发育不良；自发性乳房萎缩、先天性的原发双侧乳房发育不良、某些先天性发育障碍所致乳房发育不良也会导致乳房过小。乳房的脂肪含量与全身的肥胖水平相关，消瘦的人脂肪积聚少，乳房就显得小而平坦；某些急剧消耗性疾病或不明原因导致体重急剧减轻，或骤然消瘦后，乳房也会相应萎缩。

因此对于乳房过小的女性，在矫正时必须首先找到病因，如是疾病引起的，应首先治疗疾病。如果不是疾病原因导致的乳房过小，想要改善乳腺过小的情况的话，也可以在相应的专科进行咨询。家有青春期发育的女儿，妈妈们应该留意她们乳房发育的情况，如果在发育过程中乳房一直很小，将来也许会影响女儿对自身的评价，应该及时带她去儿童发育门诊就诊。对乳房大小不满意的成年人，也可以考虑去整形科行隆胸手术，目前包括假体填充、自体脂肪填充等方式，都是十分成熟的手术技术。

（王　玮）

 **六　男性居然也有乳腺毛病**

事实上，男性和女性一样，也有乳腺组织。不同的是，女性的乳腺组织可以在雌激素的刺激下得到发育生长，而男性的乳腺组织只能保持最小最原始的状态偷偷蛰伏在胸前。其实，男性体内也有雌激素，它是通过雄激素转化而来的。

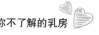

一些生理性或病理性的因素可使男性体内的雌激素水平升高、雄激素水平下降，就会导致男性乳房组织异常发育。我们可以看到男性一侧或两侧乳房的无痛性进行性增大，或乳晕下出现触痛、肿块。

新生儿期可出现男童的乳房发育，这主要是由于残留于婴儿体内的母亲的雌激素所致。待出生一段时间后，婴儿体内残留的母体雌激素被代谢干净，发育的乳腺会自行退化。

青春期阶段的男孩也会发生乳房的发育，需要首先通过检测排除是否是雄激素水平不足引起的。性腺发育迟缓可能导致雄激素分泌不足，从而引起乳房的发育，这时可以考虑补充雄激素的治疗。除了病理性的乳房发育外，青春期男孩还会有生理性的乳房发育，可能与青春期生长发育阶段高分泌的生长激素有关。生理性的乳房发育无须特别处理，可以通过随访进行观察，必要时可予以中药治疗。

老年男性的乳房发育主要与雄激素分泌不足，或雄激素在外周被大量转化为雌激素有关。同样，在治疗过程中需要通过检验明确体内性激素水平，从而进行相应治疗。补充雄激素可用于雄激素缺乏者，雌激素拮抗剂他莫昔芬可用于雌激素过多者；芳香化酶抑制剂可抑制雄激素转化为雌激素，可用于雌雄激素比例失调者。

男性乳房发育症根据患者的体征表现诊断不难，主要需要与单纯肥胖引起的脂肪堆积相区别。除了治疗引起乳房发育的原发病，对于严重影响患者外形的男性乳房发育，也可考虑采用手术切除已经发育的腺体。目前随着手术技术的进步，采用腔镜技术行腺体切除的手术已非常成熟，可以在完整切除腺

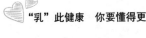

### 疾病或药物也可导致男性乳腺的发育

　　一些能分泌雌激素的肿瘤会导致男性体内雌激素水平过高，如肾上腺女性化瘤、睾丸肿瘤、肺癌、异位促性腺激素综合征等。另外，一些药物可以使雄激素或者雌激素的代谢异常，如抗雄激素药物或雌激素。有些药物会有雌激素样的作用，或促进泌乳素增高，常见的有洋地黄、海洛因、吩噻嗪类、镇静剂、利血平、甲基多巴等。因此如果近期出现了男性乳房发育，可以重新检查一下近期服用的药物，看看药物的说明书，看看是否有相关作用。如果是因为服用药物引起的男性乳房发育，应酌情考虑停用有关的药物。

体的同时尽量隐藏瘢痕，减少对患者外形的影响。

　　男性乳房发育是最常见的男性乳腺疾病，大约占男性乳腺疾病的 80%～90%，但除了男性乳房发育之外，男性还会有其他乳腺疾病。我们前面已提到男性有少量的乳腺组织，因此男性也会长乳腺肿瘤，如常见的纤维腺瘤就是一种生长在腺体内的良性肿瘤。还有一些肿瘤可能生长于乳晕周围，但并非来源于乳腺组织而是恰好长在了乳房位置，如脂肪瘤、皮脂腺囊肿等。

　　除了上述良性疾病，男性也可能得乳腺癌。原理与女性乳腺癌相似，男性有未发育的乳腺组织，而这些组织就有癌变的风险。但与女性的乳腺癌不同，女性的乳腺腺体较厚，周围的脂肪也较多，可以起到很好的包裹作用；由于男性的脂肪组织比较单薄，所以男性所患乳腺癌更容易突破腺体和脂肪层，侵及皮肤或肌肉，预后相对较差，同时也容易发生复发和转移。因此前胸壁乳房区有硬结的男性，一定不能掉以轻心，要尽早就诊，通过彩超等检查判断肿块的性质，以免延误治疗。

这时除了通过彩超检查肿块，一旦确诊，也需考虑手术切除肿瘤，如果是良性的乳房肿瘤，完整切除即可。如果最终确诊是男性乳腺癌，这时就需要接受标准的乳腺癌根治性手术，术后还需配合化疗、放疗、内分泌治疗等治疗方式，以尽可能治愈肿瘤。

（王 玮）

# 第二章

# 需关注的异常表现

由于乳房属于身体的浅表器官，一旦出现异常，通过自我检查很容易被发现。临床上，很多患者就是因为在洗澡或更衣时无意间发现乳房肿块或乳房的其他问题而就诊的。乳腺自我检查有助于早期发现乳房的异常情况，及时就诊。对于乳腺癌而言，早发现早治疗可以达到延长生存期，甚至治愈的目的。因此建议女性朋友养成乳房自我检查的习惯。

　　乳房自检的最佳时间是月经结束后 2～3 天，建议每月自检一次，每次自检 2～3 分钟。绝经后女性也需要定期进行乳房的自我检查，可定在每月的 1 号做检查。

　　检查步骤包括镜前观察、触摸乳房和触摸腋窝三个步骤。

　　1. 镜前观察：脱去上衣，完全暴露双侧乳房。面对镜子，两手自然下垂，看双侧乳房是否对称，大小是否相似，两侧乳头是否在同一水平上；乳房表面皮肤有无红肿、凹陷以及橘皮样变，乳头乳晕皮肤有无脱屑，乳头有无分泌物、皱缩或凹陷。双手用力叉腰使胸部肌肉紧张，观察乳房表面是否有异常肿块。双手放在头后方，转动身体，观察乳房下缘和腋窝是否有异常。

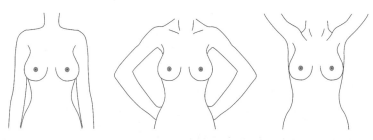

乳房自检示意图（一）

2. 触摸乳房：检查左乳房用右手，反之亦然，手指并拢，使用 3～4 个手指的指腹（指头肚）平触乳房，力度中等。在检查大乳房或检查深部组织的时候指腹的力度需要更大些。正常乳房组织柔软平滑，不应有结节、包块。检查时不能用手抓捏乳房，否则会将乳腺组织误认为包块，同时力度不宜太轻，否则深部的包块不易摸到。同时以相同的手势检查腋下淋巴结有无肿大。最后用拇指和食指轻轻挤压乳头，观察有无乳头溢液。

3. 坐位或站立位检查：很多女性喜欢在洗澡时做自检，借助沐浴露或肥皂更有助于自检。你可以采用从上到下，由一侧到另一侧画线的方法检查；也可以采用由里到外，从乳头开始至腋窝画圈的方式检查；还可以采用楔形检查法，用指腹由乳房边缘向乳头呈放射状检查。无论使用哪种方式，都要确保检查到整个乳房和腋窝。

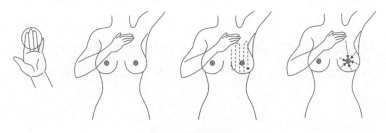

乳房自检示意图（二）

4. 仰卧位检查：仰躺，左手放在脑后，左肩下垫一个枕头或折叠的毛巾，用右手触摸检查。这个姿势可以使乳房放平，更易于检查，检查手法和方式同上。

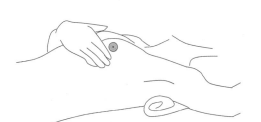

乳房自检示意图（三）

（周旭婕　赵　钧）

## 二　乳房疼痛，会不会是癌

无论何种疼痛方式，女性最想知道的是：我会不会是得乳腺癌了？

除了怀孕、哺乳等导致的乳房疼痛以外，很多女性在日常生活中都会出现乳房胀痛的情况，大家经历的疼痛症状也各有不同，同时乳房疼痛也是乳腺门诊最常见的症状。

那么乳房疼痛就是乳腺癌吗？我们应该如何对待乳房疼痛呢？下面我们一起来详细了解一下乳房疼痛的原因，并且看看面对乳房疼痛应该怎么做。

首先，乳房疼痛的病因是多样的，大部分都是良性疾病，乳腺癌最常见的临床表现是无痛性进行性增大的乳房肿块，乳房疼痛并不是乳腺癌常见的临床症状（你可以这样类比：敲锣打鼓进村的一般不是鬼子）。乳房疼痛可以分为周期性疼痛、非周期性疼痛和非乳房性疼痛。

1. **周期性疼痛**：一般是很有规律的月经前疼痛。常见于年轻女性，通常在月经前3～5天开始，这时乳腺腺泡和导管在雌激素的刺激下变大增生，表现为闷闷的胀痛感，伴随乳房胀大、变硬，可累及双侧乳房，有时会延伸至腋下；月经结束后雌激素水平急剧下降，乳腺腺泡和导管退缩变小，疼痛缓解。这种属于正常的生理性疼痛，也就是通常所说的小叶增生。这种疼痛与体内激素水平的周期性变化有关。

2. **非周期性疼痛**：指非经期前疼痛，一般没有规律性，其原因较为复杂，一部分与体内内环境紊乱有关，如作息不规律、情绪波动太大、和老公吵架、管小孩作业等，可导致激素水平的紊乱，进而产生乳房疼痛。另外一部分非周期性乳房疼痛与激素水平的变化无关，可以包括炎症性疾病，如哺乳期乳汁淤积导致的乳腺炎、外伤（外力撞击、美容院不适当的乳房按摩等）所致的乳腺炎症、自身免疫性疾病所致的非哺乳期乳腺炎等。这些炎症性疼痛常伴随有乳房肿块，以及乳房表面皮肤的红肿。另外，内衣选择不当也有可能导致乳房疼痛。

3. **非乳房性疼痛**：系由其他器官或部位产生的疼痛，被患者误以为是乳房疼痛，疼痛的方式更具有多样性，可以是酸痛感、烧灼感、刺痛感。其常见的原因有肋软骨炎、运动导致的胸大肌拉伤及带状疱疹导致的神经痛等。如果出现前胸后背都有的皮疹，则多数是带状疱疹。而单纯的左侧乳房疼痛，特别是劳累后加重的，需要考虑心脏问题，如心肌梗死、心绞痛等导致的疼痛有时也会被误以为是乳房疼痛。

了解了以上乳房疼痛可能的原因以后，你可能会有疑问：乳房疼痛应该怎么治呢？什么时候应该去看医生呢？

　　当发现乳房疼痛时，我们可以对疼痛的时间和伴随的症状进行记录，如果期间恰巧在服用某些药物，也一并记录下来。如果乳房疼痛出现以下情况，需要及时就诊：乳房持续性疼痛，持续时间超过一个月经周期；停经后的乳房疼痛；疼痛固定在乳房的某个区域；乳房疼痛无法忍受，甚至影响正常生活。

### 有什么办法可以缓解乳房疼痛？

　　我们可以尝试寻找乳房疼痛的原因并纠正它。比如体内激素紊乱引起的乳房周期性和非周期性疼痛，可以注意锻炼身体，保持乐观情绪，规律作息调整内分泌环境；如果疼痛非常明显，影响日常生活，可以适当应用药物。如果考虑非乳房性疼痛，建议及时就诊。如有乳房皮疹，优先挂皮肤科门诊；如果怀疑心脏问题，可以看心内科。

（周旭婕）

## 三 乳头出水严重吗

乳头出水，在医学上称乳头溢液。女性乳房的外部结构由乳头、乳晕和表面的皮肤构成，乳房的内部结构是由腺体、导管、脂肪组织和纤维结缔组织共同构成的，其结构像一棵倒着生长的树。

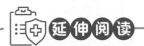

### 特别的"供水泵"和"管道"

乳房腺体由15～20个腺叶组成，每个腺叶分成若干个腺小叶，每个腺小叶又由10～100个腺泡组成。这些腺泡紧密地排在小管周围，腺泡的开口与小乳管相连，多个小乳管汇集成小叶间乳管，多个小叶间乳管再进一步汇集成一根整个腺叶的乳腺导管，又称为输乳管。因此，输乳管也共有15～20根，以乳头为中心呈放射状排列，汇聚于乳头后方，开口于乳头，称为输乳孔。如果把乳房比作一个"房子"，腺泡和乳腺小叶相当于房子的"供水泵"，其作用是分泌乳汁；乳腺导管相当于"管道"，起运输和储存乳汁的作用。乳头溢液可能来源于一个或多个"管道"。

乳头溢液是乳腺疾病的一种常见症状，很多患者因在更换内衣时发现胸衣上有污渍而就诊。许多疾病会伴有乳头溢液，但是多数情况下，溢液只是一种生理现象。其实很多女性都有乳头溢液，不过溢液量很少，需要挤压乳头才会出现，所以没有发现。与乳头溢液最常见的相关疾病是导管扩张和导管内乳头状瘤，一些乳腺增生的患者也会有溢液。不少女性深受乳头溢液的困扰，不知道该如何对待和处理这一现象，下面我们详细讲述一下。

首先，在没有乳头溢液的时候，不要经常反复挤压乳头，以免造成乳管的人为损伤。很多女性在生理情况下，偶尔会出现少量清水样或乳白色的乳头溢液，这种平常多没有表现，挤压乳头后才发现，可以不用处理。如果在更换内衣时发现内衣上有可疑乳头溢液痕迹，我们可以用拇指和食指顺着乳晕到乳头的方向轻轻挤压乳头，观察是否有乳头溢液，并且记录溢液的颜色、溢液量、溢液的导管个数以及局部皮肤是否有红肿或乳房肿块。

然后，面对乳头溢液的情况，我们应该如何做，何时需要就诊呢？总的来说，单孔溢液比多孔溢液更需要处理。多孔溢液大多是生理性原因，而单孔溢液多是因为导管内病变，如导管内乳头状瘤、乳腺癌等原因，需要认真对待。

乳头溢液常见的颜色为乳汁样、清水样、浆液性、脓性、咖啡色或血性溢液。

1. 乳汁样溢液：一般不需要乳腺外科处理，多见于妊娠中晚期、哺乳期、流产后等生理情况；非哺乳期前后的乳汁样溢液也常见于服用药物时，如神经精神类药物（如卡马西平、氯丙嗪）、消化系统药物（如西咪替丁、甲氧氯普胺）或者心血管系统药物（如卡托普利、利血平）等，这些药源性乳头溢液有时候也呈清水样或浆液性。乳汁样溢液也有病理情况，如高泌乳素血症、脑垂体瘤或内分泌疾病（如甲状腺疾病、肾上腺肿瘤等），这种情况建议于内分泌科和神经内科就诊治疗，也不需要到乳腺外科就诊。

2. 脓性溢液：临床上并不多见，排除表面皮肤病损，一般见于患乳腺炎的患者，这种情况需要及时去乳腺外科就诊，积极处理。

3. 乳管内病变：易导致乳头溢液，最常见的乳管内病变为导管内乳头状瘤（是一种良性病变），少见导管恶性病变（即乳腺癌）。这两种病变症状相似，有时在乳头后方或近乳头处摸到肿块，有时摸不到肿块。其溢液常为单孔清水样或浆液性溢液，溢液量中等或偏多，如伴随有病变的局部出血，则溢液为咖啡色或血性。这种情况的单孔溢液需要及时就诊，必要时行手术切除活检。

4. 腺泡或导管的少量分泌物：可以是药物刺激，也可以是生理激素刺激导致的，这种溢液常为双侧，颜色为清水样、浆液性或者乳汁样，溢液量不多。这种情况可自行观察，不需要手术。

**特别提醒**

如果是血性溢液，特别是黑褐色液体，一定要及时到医院就诊。

（周旭婕　赵　钧）

## 四 乳头乳晕皮肤也会瘙痒

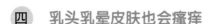

有些女性的乳头乳晕会有发痒的感觉，有的甚至伴随局部皮肤破溃、流水的表现，有的结薄薄的一层痂，痂掉了会流一些黄色的水。那么，这是怎么回事啊？要不要看医生呢？

我们知道，乳头周围有一圈颜色比较深的区域，像日晕月晕一样围绕乳头，医学上就叫乳晕。

首先，大部分的乳头和乳晕发痒，如果没有明显的皮肤损害，没有出水，则基本上是对接触乳头乳晕的内衣有点过敏。大家知道，乳头乳晕很娇嫩，神经也很丰富，因此，对其他部位皮肤没有刺激性的内衣，却可能会刺激乳头乳晕区，引起发痒的感觉。这种情况一般勤洗内衣，更换舒服一点的内衣，适当清洁乳头乳晕就能好了。

如果乳头乳晕皮肤有明显发痒，出现皮肤破溃和出水，伴结痂，很多女性会以为是不干净，会尝试很多清洗方法。这时当然是洗不好的，而要考虑湿疹的可能。特别是年轻女性双侧乳头乳晕都出现这种瘙痒时。

湿疹是由多种原因引起的皮肤疾病，比如婴儿吮吸、抓伤等导致乳头乳晕皮肤的破坏，使皮肤深层组织接触到过敏原或不洁物品；或者出汗多而没及时清洁，引起局部皮肤的过敏反应，导致慢性炎症反应。发生湿疹时，乳头乳晕出现皮肤破损、出水，出水的液体刺激皮肤，导致明显的瘙痒，如果不小心抓一抓，可引起更明显的皮肤破损，部分还会有疼痛的感觉。湿疹还和皮肤潮湿、内衣不透气等有关。如果没有正确处理，湿疹会经久不愈，极大地影响生活。

### 乳房湿疹该看什么科

怀疑乳房湿疹的话，建议去皮肤科看看。注意啊，不是去看乳腺科！因为湿疹属于皮肤病，皮肤科医生更有治疗的经验。建议使用皮肤科医生开出来的药，适当使用抗过敏药物和减少渗出的药物。其次，由于湿疹和潮湿有关，建议穿宽松、透气性好的内衣。如果局部潮湿明显，建议想办法保持干燥。建议适当使用止痒药，避免抓挠。如果是和哺乳有关，可以避免患侧哺乳或断奶。

### 五 很像湿疹的乳腺佩吉特病

如果经皮肤科医生的规范治疗，乳头乳晕的瘙痒、出水仍反复发生，特别是单侧的情况下，要去乳腺科排除一下乳腺佩吉特病——一种湿疹样表现的乳腺恶性肿瘤，又称乳腺湿疹样癌。

乳腺佩吉特病（Paget 病）是一种乳腺恶性肿瘤，最主要的表现也是乳头乳晕区的瘙痒、皮肤损伤、出水、结痂等症状。这是由于乳腺皮肤内的癌细胞引起皮肤水肿、粗糙变厚、皮肤破损、出水，而渗出液又刺激皮肤导致瘙痒和进一步皮肤破损，部分也会结痂。一般来说，该病发生在一侧乳头乳晕，很少双侧乳头乳晕同时发生。乳腺佩吉特病虽然是乳腺恶性肿瘤，原则上属于不会转移的原位癌，但部分病例会合并浸润癌（浸润癌是会侵犯周围组织和出现远处转移的癌），因此需要引起重视。

对于乳头乳晕区瘙痒的湿疹样患者，下列情况需要考虑乳腺佩吉特病：

1. 经皮肤科正规治疗2周以上不能痊愈的湿疹样表现；

2. 年龄较大的单侧乳头乳晕湿疹样表现。

那么如何确诊乳腺佩吉特病呢？我们可以对局部进行印片细胞学检查，看看能不能找到癌细胞。当然，对局部皮肤进行全层皮肤活检是最好的确诊方法。如果怀疑乳腺佩吉特病，我们也应该进行乳腺的超声、磁共振等检查，看看乳头乳晕后面的乳腺组织是否有浸润性癌的可能性。此外，我们需要了解的是，佩吉特病除了可以发生在乳头乳晕区外，还可能会长在腋窝或肛门周围。

如果确诊为乳腺佩吉特病，我们该怎么治疗呢？前面讲到，单纯的乳腺佩吉特病是不会转移的原位癌，因此，仅需局部切除干净就行，治疗效果极佳，不需要放疗、化疗等治疗。如果合并浸润性癌，则主要按浸润癌进行治疗，顺带将佩吉特病病灶切除干净。

（殷鹤英　杨　枫）

## 六　乳房皮肤红肿原因有很多

乳房皮肤红肿可以是一般皮肤常见病引起的，也可以是乳房皮肤下的乳腺组织疾病引起的。引起皮肤红肿的乳腺疾病往往比较严重，需要我们重视。我们来看一下这些乳房皮肤红肿的原因和如何进行治疗。

1. **乳房皮肤毛囊炎**：这是由于毛孔阻塞导致的化脓性细菌性炎症，局部以红肿疼痛为主。可能是清洁力度不足或抓挠过度导致乳房皮肤出现毛囊炎，除了红肿外，主要表现是疼痛，尤其是压下去时疼痛比较明显。一般范围比较小，比较局限时可以用点局部抗生素涂抹，如红霉素软膏或百多邦（莫匹多星软膏）等。切忌自行挤压或挑破脓肿，避免炎症的扩散。如果范围比较大，疼痛明显伴发烧，建议去医院急诊，必要时静脉吊几天抗生素＋局部涂抹抗生素。如果病情反复，可以先去皮肤科就诊，查查是否有其他导致免疫力低下的原因。治疗期间注意患部清洁，避免辛辣刺激性食物，清淡饮食。

2. **乳房皮肤过敏**：这种又可以分为仅有乳房皮肤过敏和合并其他全身皮肤过敏两类。单纯的乳房皮肤过敏，可能是接触乳房皮肤的内衣或小虫子叮咬引起的。这种情况除了局部红肿部位涂抹抗过敏的药物（一般药店能买到）外，还应该更换内衣或床单等。如果合并全身其他部位皮肤过敏，一般考虑食物过敏或药物过敏。比如有些患者对虾、芒果等食物过敏，有些化疗患者对化疗药物过敏。这与过敏体质有关，建议去皮肤科医生处咨询用药。如果特别严重的，可以去急诊进行静脉抗过敏治疗。一般出现症状后，需避免再次接触可能引起过敏的食物和药物。此外需保持局部皮肤干燥，若皮肤有渗液需及时擦拭，勤换洗衣物，不要用手搔抓患处皮肤，避免抓破而使伤口感染。日常生活中还需注意清淡饮食，勿食辛辣刺激食物，多饮水以促进新陈代谢，有利于恢复。

3. 急慢性乳腺炎：这部分内容在后续相关章节会详细讲。在这里主要强调几点。① 急性乳腺炎多数发生在哺乳期，与乳汁淤积引起的细菌性炎症有关，在早期细菌尚未明显繁殖时，仅需疏通淤积的乳汁即可。因此建议哺乳期一旦有乳腺的皮肤红肿伴发热，就去乳腺科就诊或找通乳师进行乳汁疏通。如果发热 3 天以上，建议急诊就诊，合理使用抗生素。切忌熬熬看再说，使乳腺炎发展成乳腺脓肿，治疗的效果很差。② 慢性乳腺炎很多是非哺乳期的浆液性乳腺炎，与自身免疫有关。同样建议尽早就诊，此外，规律生活、保持心情愉快、适当锻炼是预防和减轻浆液性乳腺炎的很重要一环。

4. 炎性乳腺癌：这是一种比较严重的乳腺癌。可表现为乳房皮肤的红肿，主要原因是乳房皮肤的淋巴管被癌细胞堵塞，淋巴回流障碍，引起局部皮肤的水肿和发红。和急性乳腺炎不同的是，这种疾病常常没有发热，有时会和慢性乳腺炎混淆。因此，需要强调的是，如果乳房皮肤有红肿，但疼痛不明显，或按慢性乳腺炎治疗 2 周以上效果不佳，需要排除炎性乳腺癌的可能。建议进行乳腺磁共振、乳房皮肤活检或穿刺活检。如果确定是炎性乳腺癌，则应该按照乳腺癌进行治疗。

综上所述，乳房皮肤红肿可能由各种因素所引起，一旦发现乳房出现红肿的情况，如果长时间不消退，一定要到正规的医院进行检查，查明病因，这样才能防止病情的发展，以免被"红肿"这个表象所遮盖，耽误治疗。生活中，我们也应注重饮食习惯，多吃蔬菜水果，少吃油炸、刺激性食品；另外要注意劳逸结合，坚持进行体育锻炼，但同时也要注意多休息。

（殷鹤英　杨　枫）

 **七　乳房皮肤破溃了是怎么回事**

乳房皮肤正常是光滑的，然而乳房皮肤有时会先红肿，后出现破溃，部分有脓性液体流出，周围伴少许红肿，有些时候还会有局部皱缩的感觉。这是什么原因引起的呢？怎么办呢？

首先，和乳房皮肤的红肿一样，乳房皮肤破溃也可以分为一般皮肤疾病引起的破溃和乳腺疾病引起的皮肤破溃。这里主要一起了解一下乳腺疾病引起的皮肤破溃。

1. 急慢性乳腺炎：上一节已经讲过，急慢性乳腺炎会引起乳房皮肤红肿。局部形成脓肿后，会引起红肿皮肤的破溃，脓性物质会排出。脓性物质排出后，乳腺疼痛红肿等都会有所好转，有时皮肤会愈合。如果皮肤下方的乳腺炎症没有得到有效控制，皮肤会再次破溃或在其他部位发生破溃，形成乳房皮肤的多个破溃点，最终痊愈后，造成难看的乳房瘢痕。因此对于乳腺炎，还是强调一发病就尽早就诊，避免出现乳腺脓肿等比较严重的后果。

2. 乳腺癌：乳腺癌是乳房皮肤破溃的常见原因之一。在老年女性中，如果其他部位无明显红肿热痛的急慢性乳腺炎表现，而乳房皮肤出现破溃，破溃处相对干燥，有脓苔样分泌物，同时破溃处可摸到肿块，此时就要考虑是乳腺癌了。乳腺癌具有局部破坏性，可以破坏乳房皮肤，使乳房表面出现一个浅坑样的破溃。因此，女性出现乳房皮肤破溃时，应该及时到乳腺科就诊，切忌自己先涂抹消炎药，经久不愈后再去看医生。出现乳房皮肤破溃的乳腺癌，一般认为相对比较晚期了，但这种乳腺癌往往肿瘤类型相对比较温和，积极治疗仍可达到较好的效果。很多乳腺癌皮肤破溃，可引起明显的水分和蛋白质成分的丢失，也可以引起明显的恶臭，极大地影响乳腺癌患者的生活质量。积极治疗，包括手术和其他方式治疗，可以极大地改善患者的生活质量，切忌讳疾忌医。

3. **乳腺结核**：这是乳房皮肤破溃的罕见原因。由于生活水平的明显提升及国家防治结核的政策落实，目前结核病已经比较少见。乳腺结核最常见于曾经有肺结核的患者，表现为乳腺肿块及其表面皮肤的破溃，破溃周围皮肤基本接近正常，无明显的红肿热痛的急性炎症表现。出现乳腺结核代表结核还在活动期，有一定传染性，需要积极治疗。

（殷鹤英　杨　枫）

# 第三章

# 乳房疾病要做
# 哪些检查

## 一　彩超？ B超？ 查了什么

在乳腺门诊，很多患者一上来就说："医生，我要做个清楚一点的彩超，不要一般的B超。"这里有几个关于超声检查的概念要一起了解一下。

大家都比较熟悉声波，我们说话就会产生声波，对方耳朵中的鼓膜接收到声波，对方就能听见我们的声音，知道我们在说什么。人耳可以听到的声波的频率一般在20 Hz～20 000 Hz（这时可以听到声音）。频率20 001～10 000 000 Hz赫兹的声波称为超声波（人耳听不到）。超声波的波长短于2 cm，用于医学诊断的超声波波长一般为10 μm～350 μm。科学家利用超声波在人体内传导以后遇到不同组织脏器时可以发生折射、反射和衍射的原理，收集这些变化的信号（回声）后，经过电脑转化，形成我们所见到的二维图像。由于不同组织对超声波的折射、反射和衍射不同，我们可以比较清晰地分辨不同的组织。如图所见，我们可以在超声图像上很好地分辨出皮肤、皮

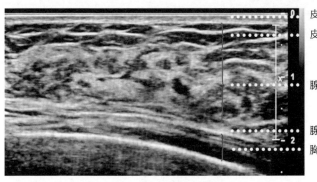

超声图像示意图

下脂肪组织、乳腺腺体组织以及乳腺后的胸大肌等组织。当然，相同组织中不同的病变，如肿瘤和肿脓，对超声波的折射、反射和衍射也不同，这样我们就能利用超声波把乳腺中的病变给诊断出来了。

超声波在诊断疾病时，有几种形式：如以振幅（amplitude）形式诊断疾病的称"一维超声"，因振幅的第一个英文字母是A，故称A超。现阶段A超已很少用于医学。而以灰阶即亮度（brightness）模式形式来诊断疾病的称"二维超声"，因亮度的第一个英文字母是B，故称B超，又称"灰阶超声"。从图上可以看出，超声图像是黑白图像，也就是灰阶超声。这是目前医学超声检查的基础。

那么彩超又是怎么回事呢？彩超是利用多普勒信号处理技术，把获得的血流信号经彩色编码后实时地叠加在二维图像上，即形成彩色多普勒超声血流图像。也就是说，彩超是在普通灰阶超声图像的基础上，增加了彩色的血流信号。可

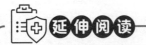

### 超声探头上涂的是什么东西

在超声探头或身上涂的胶冻状的东西叫耦合剂。由于超声波波长短，在空气中则极易损耗，容易散射，探头直接接触皮肤，则有部分中间会隔着空气，影响超声波检查的效果。而使用耦合剂，可以很好地在探头和皮肤中间隔绝空气又不影响超声波来回，从而产生清晰的超声图像。

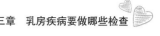

以提供病变部位的血流信息，比如是富血供还是乏血供，是点状血流信号还是无血流信号等，这样就能更好地判断病变的性质了。目前乳腺科临床上所开的超声检查都是彩超，医生会先用灰阶超声（B超）查看需要检查的部位，在需要了解血流信号时，直接按一个按钮，就能用多普勒技术形成彩色图像，了解血流信号了。

 **二　乳腺超声擅长检查什么**

　　乳腺组织都很浅表，其淋巴主要回流的腋窝也在体表，因此，非常适合超声检查。不同的病变在超声图像上的表现不同，因此我们可以进行病变的鉴别诊断。超声检查对乳腺结节的判断比较有优势，特别是囊肿、典型的乳腺癌以及良性的纤维腺瘤。超声医生对乳腺囊肿、乳腺癌以及乳腺纤维腺瘤、乳管扩张等的超声表现都进行了很好的总结。比如，乳腺癌往往表现为不规则的回声不均匀的肿块。此外，超声检查对腋窝淋巴结是否转移也有比较好的判断价值。比如，正常淋巴结或慢性淋巴结炎等，淋巴结的正常结构（皮质、髓质及淋巴门）会比较清楚，而淋巴结出现肿瘤转移时，肿瘤会破坏皮质和髓质，也会破坏淋巴门结构。在超声图像上找不到正常的淋巴门结构，则代表淋巴结转移的可能性很大。

　　那么，我们普通老百姓不懂淋巴门、皮质、髓质，也看不懂超声报告，拿到报告单后怎么办？

　　首先当然是去给自己的开单医生看，如果想了解自己怎么看超声报告，具体可以阅读本书第五章的相关内容，这里先简单提两个主要的问题。

　　一个是 BI-RADS。细心的读者可能会发现，在乳腺超声诊断报告中，常常会有"BI-RADS"的字样，比如"右乳结节，BI-RADS 5"。那么什么是"BI-RADS"？简单地说，这是超声诊断的一个报告规范。BI-RADS 一共分为 7 类，分别对应数字 0 到 6，规范书写时即：BI-RADS+ 数字。比如上文提到的"右乳结节 BI-RADS 5"。每一类都对应着不同的良恶性可能性及相应的临床处理建议。

### 怎么看 BI-RADS 的数字

| 数字 | 含义 |
| --- | --- |
| 0 | 可疑有乳腺问题，但目前超声不能准确评估，提示我们需进行其他影像学检查才能明确 |
| 1 | 没有发现可疑的结节。是正常的乳腺结构 |
| 2 | 发现有乳腺结节，并考虑结节是良性的 |
| 3 | 发现有乳腺结节，但总体看上去倾向是良性，需要 6 个月左右短期内随访或持续观察；如果短期内结节明显增大或者超声影像学表现发生明显变化，就要警惕恶性可能 |
| 4 | 看到这个数字就需要提高警惕了，表示发现乳腺结节有恶变的可能。建议去乳腺专科就诊 |
| 5 | 乳腺结节恶性风险 > 95%，大概率是乳腺癌了，这种情况一定要去找乳腺专业医生，不要拖延 |
| 6 | 通过活检已证实是乳腺恶性肿瘤，也一定要去找专科医生进行治疗 |

第二个是超声报告中最常见的"双侧乳腺病（1 类）"。看到这个报告不用紧张，超声报告中的"乳腺病"就是我们通常所说的小叶增生，每个成年女性去做乳腺超声，都会有这个报告的。

乳腺检查超声还能做什么？主要有两方面，一是超声显像下看着肿块或淋巴结，然后引导穿刺针进行乳腺肿块或腋窝淋巴结活检。这样可以指哪打哪，避免没有穿到或穿到其他部位引起不必要的损伤，比如可以很好地避开腋窝的大血管和腋窝神经。二是可以进行超声造影，又叫增强超声显像。患者需静脉注射造影剂，通过造影剂的增强效应，使二维超声不易显像的微小病灶及周围血管信息得以清晰显示。它所用的造影剂是一种微气泡，直径比红细胞还要小，不通过肝肾代谢，无明显副作用及过敏现象，且无辐射，能够做到实时动态显像，能通过显现病变的微血管特征提高乳腺肿瘤性病变的鉴别能力。

超声检查快速简单，无痛无创，费用也便宜，可以当场出具诊断结果。此外超声波对人体没有任何的辐射，所以即使对孕妇或儿童来说都是安全的。因此，对于乳腺疾病而言，超声检查是一种最常用的检查了。

**特别提醒**

超声是主观性比较强的影像学检查，其结果受仪器、超声医生经验等影响较大，需要结合乳腺的其他影像学检查才能最终明确诊断。

（李　宁）

## 三　为什么需要做钼靶检查

门诊常常听到很多患者说：体检发现乳腺结节，体检机构建议来乳腺专科做一个钼靶检查，但专科医生却不建议做。同时，也有不少乳腺专科医生建议做钼靶检查的，但患者不愿意。那么，为什么会出现这种矛盾的情况？我们来看看钼靶到底是什么，有什么优缺点，什么样的患者应该做，而什么样的患者不建议做。

钼靶检查的本质是 X 线检查，是一种低剂量 X 线拍摄乳房的技术。检查时有两块夹板，其中一块夹板上连接 X 线发射器，一块夹板里面最初是含钼的材料，可以接收 X 线。两块夹板将乳房上下夹或斜着夹，X 线发射器的夹板发射低剂量的 X 线，穿过乳房后，打到含钼的夹板上，就像打靶一样，因此就简称钼靶了。由于乳腺组织内透过 X 线的能力不同（如脂肪容易透过，而乳腺实质不易透过），最后钼靶上接收到的 X 线剂量不同，就可以把乳腺组织透 X 线的能力经过数字化转化，形成钼靶片。夹板上下夹，做出的乳腺影像称 CC 位，而斜着夹拍出的乳腺影像又称 MLO 位，根据这两个不同方位的影像，医生就能进行病变定位了。

从上面的钼靶检查方法上，我们可以看出，钼靶诊断乳腺疾病的根本是乳腺病变和正常乳腺对 X 线穿透力的差异，差异越大，判断能力越强。

因此，钼靶比较适合下面几种情况：① 很多乳腺原位癌，会有散在的成簇的钙化，而 X 线几乎不穿透钙化灶，这种在钼靶上就很容易分辨出来。因此，钼靶非常适合乳腺有钙化时的检查。② 密度大、实质厚的乳腺癌，也比较容易在钼靶片上反映出来。③ 年龄大的女性，乳腺实质往往退化，年龄越大退化越明显，到 70 岁以上，乳腺往往仅有少量乳腺组织了，大部分是脂肪，也就是基本上是都很容易透过 X 线的组织。这时如果乳腺有病变，有透过 X 线能力差的肿瘤，就非常容易分辨出来了。因此，钼靶一般适合 40 岁以上的妇女，60 岁以上效果更好。当然，也有女性在 50～60 岁乳腺实质仍很致密，这种女性建议钼靶检查不需要很勤地做。

那么什么情况下不适合做钼靶呢？① 对 X 线穿透性和乳腺组织差不多的纤维腺瘤或这类乳腺癌，钼靶不敏感。② 年轻女性乳腺实质往往比较致密，X 线的穿透力也不强，和乳腺内的病变透 X 线的能力没有明显差异，就不易分辨乳腺病变，这是钼靶报告中常见的一种情况（乳腺组织致密，可能遮盖肿块）。这也是为什么对年轻女性（小于 40 岁），乳腺专科医生一般不建议做钼靶的原因之一。另外一个原因是钼靶毕竟有一定射线，虽然比较少，能避免还是尽量避免。③ 由于钼靶检查时需要把乳房进行上下或斜着夹起来，因此，乳房比较小、不容易夹住的女性，不适合做钼靶。④ 由于钼靶进行夹板夹乳腺时，会造成一定的疼痛，因此，对特别怕疼的或乳腺炎症本身就疼痛的患者，不建议做钼靶。⑤ 如果有乳腺假体，特别是早期的硅胶，检查可能会造成假体破裂，也不建议做钼靶。⑥ 怀孕女性或备孕女性，避免做钼靶。

### 钼靶检查有 X 线辐射怎么办

　　钼靶检查需要 X 线，这 X 线是有一定辐射的。不过钼靶使用的低剂量 X 线，一般不会对人体有什么大的伤害。很多人都害怕 X 线，怕被辐射伤害，其实根据相关机构统计，一个正常成年人一年中接受的"天然背景辐射量"大约 3 mSv，在我国一次钼靶拍片的辐射多在 0.06 mSV～0.1 mSV（不到 1/30），由此可见钼靶检查所受辐射是相当低的。因此不需要特别担心。一般 40 岁以上女性可以 1～2 年进行一次钼靶检查。

## 四　钼靶乳腺导管造影又是什么

　　除了常规钼靶检查外，钼靶还可以进行乳腺导管造影检查。这种乳腺导管造影特别适合有乳头溢液的患者。先进行常规的钼靶检查，然后，在溢液导管注射不透 X 线的造影剂，再进行乳腺钼靶检查。这时能发现乳腺导管的扩张情况、导管内的病变等。可以确定病变的方位和范围，有助乳头溢液病因的诊断和手术范围的初步确认。

　　常有报告为"乳腺实质致密，可掩盖肿块"。看到这个报告，提示不建议短期内复查钼靶，另外应该结合超声或磁共振检查明确是否有肿块。报告"乳腺可见钙化"，不

钼靶报告上的常见描述解读

| 描 述 | 解 读 |
|---|---|
| 钙化 | 比如片状钙化、簇状钙化、细点状微小钙化等。其中细小的、颗粒状的、成簇的微钙化点是乳腺癌的重要早期表现；粗大的钙化常为乳腺纤维腺瘤；双侧乳房同质的棒状钙化常为良性的乳腺导管扩张疾病 |
| 肿物 | 包括肿物大小、性状、边缘和密度，其中边缘征象对判断肿块的性质最为重要 |
| 结构扭曲 | 乳腺的正常结构被扭曲，但又没有见到明确的肿块。一般需要活检进行病理检查，或结合其他乳腺检查 |
| BI-RADS 分类 | 同 B 超报告描述类似，钼靶诊断也分为 0～6 类，每一类的含义参见 B 超报告描述中的解释 |

要太紧张。乳腺的钙化有良性的钙化，一般表现为粗大钙化，或散在钙化；也有恶性钙化，一般表现为成簇细点状钙化。因此，不要看到"钙化"就认为自己生癌了。报告"乳腺肿块"，需要对肿块边缘、密度等进行评估。有些肿块是恶性，但大多数是良性的。如果乳腺肿块后面跟着 BI-RADS 4～5 类，则有恶性可能。报告"乳腺局部结构扭曲或不对称"。这种情况一般恶性可能性不大，但需要进行乳腺磁共振的检查进一步明确。报告"乳腺纤维囊性增生性病变"，这种钼靶的描述就是通常所说的小叶增生，不需要特别关注。

（李 宁）

## 五　乳腺磁共振查了什么

超声、钼靶和磁共振检查是乳腺影像学检查的三大法宝。由于三者的原理不同，从而各具优势和缺点，在临床医疗工作中，需要将三者优势结合、取长补短、相互印证，从而达到乳腺疾病精准诊断的目的。相对于超声和钼靶而言，听说过乳腺磁共振（MRI）的人就少很多了，下面，我们来了解一下乳腺磁共振检查。

说到磁共振，要先说一下水。俗话说，女人是水做的。其实不管男女，水都占了体重的70%以上。人体的不同组织中的含水量是不同的。水分子在磁共振的情况下，可形成极性分子而被磁共振的机器所探测到，因此，磁共振检查就能通过识别水分子中氢原子信号的分布来推测水分子在人体内的分布，进而绘制出一幅比较完整的人体内部结构图像。

由于乳房由乳腺、脂肪等组成，其水分子含量不同，乳腺病变中的水分子含量也不同，特别是在注射特殊造影剂后，其对比度增加，乳腺磁共振就可以将乳腺组织和乳腺病变组织绘制出来，用于乳腺疾病的诊断了。从其原理上来看，乳腺磁共振没有辐射，对人体是安全的。

不过我们首先要知道磁共振检查（MRI）并不是体检时的常规项目，因为费用较高，检查耗时，还需要提前预约等。在医疗中，乳房检查以触诊、B超和钼靶为主，如果有如下情况，请一定进行乳腺MRI检查。

1. 高度怀疑乳腺癌：当B超或钼靶结果提示乳腺癌可能

时，建议磁共振检查。它可以帮助我们观察病灶是单发还是多发；病灶与周围皮肤、胸肌的位置关系如何；是否有做保乳手术的条件。另外如果已确诊乳腺癌，在化疗前后，也需要用乳腺磁共振来评估化疗的效果。

2. **触诊、B超、钼靶均无法明确诊断**：例如钼靶显示BI-RADS 4a的钙化灶，而此时触诊无法触及、B超图像也无法探查到。就该选择乳腺磁共振检查来决定是手术治疗还是随访观察。

3. **有乳头溢液**：特别是单孔的乳头溢液，常常是由导管内乳头状瘤引起的，临床上表现为乳头单孔渗出淡黄色、暗红色，甚至鲜红色液体。这种肿瘤瘤体有时会非常小，B超和钼靶常常无法检测到。通过乳腺MRI检查，可以观察到扩张的导管和导管内的病变。

和超声图像相比，乳腺磁共振可以形成客观的立体的图像，便于临床医生对乳腺疾病的范围和方位、性质等进行掌握。此外，乳腺磁共振可以利用时间曲线及其他物理方法进行肿块性质的判断。因此，乳腺磁共振适合于以下几种情况：① 保乳手术前，确保怀疑恶性的部位均被切除，避免遗漏；② 新辅助治疗前后，进行新辅助治疗疗效的评价；③ 超声、钼靶不能确定，临床仍有怀疑时；④ 观察假体或有假体植入，需要检查乳腺病变时。

从磁共振的字面上就知道，这种检查和磁场有关。因此，患者不能带入能和磁场形成共振的金属物品，特别是体内有金属物品时，需要评估该金属会不会和磁场形成共振。一般携带心脏起搏器、金属支架、骨科钢板等的患者都需要尽量避免磁共振检查。如果非常必要，则需要咨询磁共振室技师，评估其风险。

乳腺磁共振成像时间和 CT 相比明显长，一般需要半小时左右，而且存在明显的噪声，患者需要趴在一个相对密闭的空间进行检查。因此对于不能长时间单独待在一个密闭空间的患者，不建议做磁共振。

为了更好地判断病变性质，乳腺磁共振不能仅做平扫，而需要打造影剂进行增强。因此，对造影剂过敏的患者，不能进行磁共振检查。对肾功能不全的人，也应该慎用。

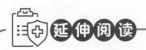

### 乳腺磁共振检查的注意事项

乳腺磁共振检查的线圈是单独的，因此不能同时做其他部位的磁共振。这也就是为什么乳腺磁共振要单独预约检查时间，不能随到随做的原因。某些金属材料是磁共振设备的"天敌"。所以磁共振检查时必须去除身体上的金属物品（钥匙、项链等）。手机、手表都不能带入磁共振室，否则极易损坏。

（李　宁）

# 第四章

# 那些烦人的
# 小毛病

"医生啊，我乳房疼，是怎么回事？会不会是生了什么坏毛病？你赶紧帮我检查一下吧！"这大概是乳腺外科的门诊医生最常听到的一句话，医生们的第一反应就是——小叶增生大概率是逃不掉了。

乳腺小叶增生可以说是一种正常的生理现象。育龄期妇女去做个超声，十之八九会有一个"双侧乳腺病"的诊断，如果做个乳腺 X 线摄影（俗称钼靶），会有一个"双侧乳腺纤维囊性增生"的诊断。这个超声中的"乳腺病"和钼靶中的"乳腺纤维囊性增生"，就是我们所说的乳腺小叶增生。小叶增生是乳腺增生性疾病中最为常见的一种非肿瘤、非炎症性病变，约占乳腺疾病的 70% 左右，可发生于青春期以后任何年龄的妇女。

我们知道青春期后的每侧乳腺有 15～20 个腺叶，每一腺叶有很多乳腺小叶，乳腺小叶由小乳管和腺泡组成。每一个腺叶有单独的乳管，以乳头为中心呈放射状排列。在经期前，乳腺小叶在雌激素的刺激下开始增生，这种状态在月经来之前达到高峰，这也是很多女性在月经前一周左右出现乳腺胀痛的原因。月经来后，雌激素水平明显下降，乳腺小叶开始退缩，这也是很多患者月经一来，乳腺胀痛就缓解的原因。

大部分患者内分泌没有紊乱，月经后，乳腺小叶退缩到最初水平，这种患者往往并不一定有经期前的乳腺胀痛，即使有也是比较轻微，月经一来立马缓解了。少部分患者，特别是容易生气的、情绪波动厉害的、作息极不规律的，存在内分泌紊乱，则在月经前小叶增生明显，经期小叶退缩少，导致经后乳腺小叶不能退缩到最初水平。这种患者往往出现非经期前的乳腺胀痛或经期前的长时间胀痛，部分经期仍有明显胀痛。因此，从这个角度看，小叶增生是病，不过这是一种良性的病变。内分泌失调、情绪不稳定、饮食结构不合理、不良的生活习惯或长期服用避孕药等，是引起乳腺小叶增生疼痛的主要原因。除了乳房胀痛外，有些乳腺小叶增生患者还会出现乳腺肿块感和乳头溢出乳汁样液体的表现。

一般的乳腺疼痛，多数考虑小叶增生，基本上不考虑乳腺癌引起的可能。类比一下，鬼子进村基本上都是悄悄的（乳腺癌往往没有疼痛），敲锣打鼓的（疼痛明显的）往往不是乳腺癌，与月经周期规律性很一致的乳腺疼痛，更不是乳腺癌了。

单纯的小叶增生，一般不需要特殊检查。如果为了早期发现乳腺癌或乳腺其他肿瘤性病变，往往需要结合年龄和其他的乳腺症状来选择再做什么检查。

发现乳腺小叶增生后，我们应该积极寻找原因。针对内分泌失调、情绪不稳定、饮食结构不合理、不良的生活习惯等不同病因，分别采取对因治疗。放松心情、缓解压力和精神紧张，避免焦虑、抑郁情绪，减少工作、学习、家庭等因素引起的不良应激；规律饮食，多吃新鲜的蔬菜水果，尽量避免高糖、高脂等不良饮食习惯，减少辛辣、刺激性的食物；戒烟戒酒，保证充足睡眠，养成良好的作息习惯等。简单地说就是做到"四好"：睡好、吃好、运动好、心情好。

其次，不过多食用含有激素类的滋补品，不长期使用含有激素的化妆品，如果需要使用避孕药等激素类药物，应该遵从医嘱。另外，我们还应注意选择合适的内衣，不宜过紧或过小。如果伴有乳头溢液，需要及时清洗乳房并更换干净内衣。坚持运动锻炼，增强自身抵抗力。

　　大部分患者的小叶增生是可以自行缓解、消失的，通常不需要药物治疗。中医称小叶增生为"乳癖"，认为由经络不通导致气郁血淤所致。所以洗澡时热水冲洗并用毛巾适当热敷，有助于促进血脉通畅。如果乳房胀痛非常明显，甚至是影响到正常的工作、学习与睡眠，也可适当给予药物治疗，来减轻不适症状。通常会选择中药或中成药进行调理，以疏肝理气、调和冲任为主。

**特别提醒**

　　发现小叶增生，除了每年定期去医院进行乳腺体检，平时还可以在家进行乳房的自我检查。时间应该选择在月经过后或两次月经中间，自行按压乳房，检查有无胀痛肿块、有无乳头溢液等异常情况，做到及早发现、及早治疗。

（秦　钧）

## 二　奶水不畅，预防为先

　　半夜，外科急诊室的门被一把推开，一位青年妇女包裹着头巾匆忙而入："医生，医生，我刚生完孩子没多久，这两天奶水不畅，乳房又胀又痛，现在还发烧了。"凭着临床经验，外科医生还没做检查也能猜测，这位妇女八九不离十应该是得了急性哺乳期乳腺炎。

急性哺乳期乳腺炎，顾名思义就是在哺乳期发生的急性乳腺炎，大约20%的哺乳期妇女曾患该病，多见于产后1～2周，是哺乳期的常见病之一。也可发生于断奶时，因婴儿6个月开始长牙，易致乳头损伤。

首先，我们来看看，乳房生产乳汁的量是由什么来决定的。哺乳的行为，比如婴儿对乳头的吸吮或吸奶器吸奶，刺激了乳头乳晕区的神经，进而导致大脑一个部位（医学上叫垂体）增加分泌泌乳素，这个泌乳素会刺激双侧乳腺的腺泡增加乳汁的分泌。如果奶胀时不进行哺乳，就等于告诉机体：不需要产生更多乳汁了，泌乳素就会减少，慢慢地乳汁的产生就减少，这就是很多患者反复胀奶后回奶的原因。简单地说，就是哺乳（包括吸奶器吸奶）越频繁，产奶越多。如果想要减少产奶，可以降低哺乳频率；想要增加奶量，可以适当增加哺乳次数。

其次，很多患者也知道，一堵奶就会出现乳腺炎，会出现明显的压痛性乳腺肿块。堵奶（临床上称乳汁淤积）是急性哺乳期乳腺炎的前提条件，好比下水道堵塞，才会出现上面水槽积水变脏，时间长了会发臭。那么，怎么会堵奶的呢？堵奶的原因很多：乳头发育不良（过小或内陷）、乳头皮肤破损或皲裂，妨碍哺乳；乳汁过多或婴儿吸乳少，或人工哺乳频次少、婴儿断奶过快，使乳汁不能完全排空；乳腺管不通，影响哺乳。最常见的原因是喂奶后乳房没有整个完全排空，没排空的局部乳管和乳腺小叶就和其他部位乳腺一样继续产奶，导致没排空的局部乳腺组织中乳汁淤积。就像堵车时如果没有及时疏通，车会越堵越多。

那么，有没有办法预防哺乳期急性乳腺炎？有！要点就是避免乳汁淤积和防止细菌感染。

预防哺乳期乳腺炎最重要的是预防乳汁淤积，而预防乳汁淤积最重要的是喂完奶时整个乳腺的排空。好比给房间扫地，要整个房间所有地面都扫，否则没扫的角落里的灰就会越积越多。如有乳头内陷，可每天进行数次提拉训练、挤捏乳头训练或吸乳器吸引牵拉。掌握正确的含接乳头方式、哺乳姿势，尽量按需哺乳。如有奶结形成，可在哺乳前热敷乳房 3～5 分钟，并轻轻拍打、按摩乳房，哺乳时先喂患侧乳房，因饥饿时婴儿的吸吮力强，有利于吸通乳腺导管。每次哺乳时应充分吸空乳汁，哺乳结束时，应确保喂奶侧乳腺的全部清空，可使用吸奶器吸空残留乳汁，并适当进行全乳按摩。正确检查乳房，及时发现是否有硬结、疼痛或局部红斑形成，如果发现有乳汁淤积的可能，及时排空，保持排乳通畅。

另外，要防止细菌感染。婴儿吸吮时不仅要含住乳头，还要含住大部分乳晕，不可长时间含乳头玩耍或含乳头睡觉，减少乳头皲裂的发生。乳汁量多或喂奶次数少时，不建议过度使用吸奶器排空。吸奶器负压过大，会引起乳头破损。适当采用手排，避免乳房遭受婴儿踢打、侧卧挤压乳房等外伤。经常用温水、淡盐水洗净两侧乳头，哺乳期间要注意婴儿的口腔卫生，出牙时被咬的伤口要尽早处理。

## 三　别让乳腺炎发展成脓肿

急性乳腺炎已经出现局部乳汁淤积后，接下来会怎么样？如果是急性堵塞（1～2天），会出现一种非细菌性的炎症反应，往往表现为高热、乳腺局部肿痛等。去医院检查，可以发现白细胞会升高。这时候只要疏通堵塞的乳管，同时降温等对症处理就行。这好比下水道急性堵塞，上面水槽中水会溢出，引起一些问题。这时水往往还没发臭，细菌还没明显生长。一旦下水道堵塞解决，其他问题也就迎刃而解了。

大家都知道，乳汁可以给婴儿提供充足的营养，也就是说，乳汁是很好的营养基。当乳汁出现淤积后，淤积的乳汁很容易滋生细菌，尤其是乳头有破损或皲裂时。细菌在乳汁中大量繁殖，早期可引起局部乳腺组织红肿热痛伴发热等全身症状，在医学上称急性蜂窝织炎期，这时尚无明显脓肿形成。此时的处理，除了需要疏通乳管外，还需要使用抗生素抑制细菌的生长，也可以适当使用消炎祛肿的中药外敷。

急性蜂窝织炎如果继续发展，白细胞（人体警察）和细菌进行抗战，局部乳腺组织出现破坏，则形成乳腺脓肿（破坏的乳腺组织中躺满"战死"的白细胞和细菌），这时乳腺组织可摸到有波动感的肿块，超声很容易发现乳腺脓肿。这时，往往需要进行脓肿的引流，可以根据情况进行手术切开引流或反复穿刺引流。需要进行抗生素治疗，同时，建议采取措施断奶，减少新的乳汁产生，有利于乳腺炎症的控制。

简单地说，急性哺乳期乳腺炎的治疗需根据分期来选择合适的治疗组合。乳汁淤积期，进行排空乳汁＋降温等对症

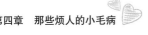

处理；急性蜂窝织炎期，进行排空乳汁＋抗生素＋降温等对症处理；脓肿形成期，抗生素＋外科引流＋断奶。各期可以适当使用中药外敷。几个需要注意的问题是：

1. 使用抗生素期间需要暂停哺乳（抗生素可进入乳汁，可能会影响婴儿的健康），但仍需排空乳汁避免淤积，待抗感染治疗结束后恢复哺乳，通常为停药 48 小时后。

2. 对于形成乳腺脓肿的患者，单纯依靠药物已无法治愈，需行手术治疗，常见方法为脓肿切开引流或者脓肿穿刺抽吸。切开引流为教科书式传统方法，优点是引流彻底、显效快，缺点是手术创伤大、术后瘢痕明显、术后需频繁换药、切口愈合时间长。随着微创理念和医疗设备的更新，穿刺抽吸治疗逐渐成为乳腺脓肿治疗的首选方案，其优点包括无切口、无瘢痕、无须换药、患者痛苦小、术后恢复快，缺点是需要反复抽吸。

3. 如果仅仅是乳汁淤积（奶结形成），没有细菌感染导致炎症，可以局部热敷（可以用热水袋冲热水，然后用干毛巾包裹后使用），有利于乳汁的排空。但是急性蜂窝织炎和脓肿形成期不建议热敷。原因是热敷后乳房局部血管扩张，血流丰富、皮温升高，会使乳房水肿加重，且有利于细菌的繁殖和扩散，造成感染加重。用硫酸镁溶液纱布冷敷，可以降低皮温、减少皮肤血流量，间接减少乳汁的分泌，起到消肿、缓解疼痛、辅助控制炎症的作用。也可采用皮硝等中医中药的外敷方法，达到通乳消肿、托毒透脓、清热解毒、消肿止痛的治疗目的。在冷敷过程中，需要注意避开乳头乳晕部位，冷敷时间不需要太久，20 分钟以内为宜，每天敷 2～3 次即可。

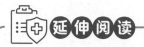 延伸阅读

## 六步奶结疏通法

乳房局部推拿可排出淤积的乳汁，保持乳管内乳汁的通畅，减轻乳房肿胀。根据西医解剖学的乳导管分布规律，结合中医的经络学说和推拿力学，常采用"六步奶结疏通法"，由表及内，直接作用于病变部位，起到扩张乳管、疏通经络、排除乳栓、消除积乳等作用。每次6～10分钟，平均8分钟为宜。

第一步：准备

洗净双手，准备好消毒毛巾若干、一个接乳容器。

第二步：疏通出口

右手拿着毛巾，左手食指、拇指将乳头固定翻开，用毛巾清理表面奶渍、奶栓小白点、脱落表皮等，清洁乳头确保乳汁出路通畅。

第三步：提捏乳头

食指、拇指分别从上下、左右各个方向提捏乳头，一边清洁一边提捏，检查排乳是否通畅，使奶线增多。

第四步：推压乳晕

轻轻推压按摩乳晕区，缓解乳晕区压迫，使奶孔流量增多、奶线增粗。

第五步：推捋积乳

食指、中指由乳根向乳头方向均匀推捋，力量由轻到重、由外及内，力度以自己舒适为宜。

第六步：检查残余

分别检查两个乳房，看是否有明显肿块及压痛感，确认积乳消失、排乳畅通后，可继续喂哺宝宝。

疏通淤积乳汁可以在吸奶器吸或喂奶后进行，这时通畅的乳管中的乳汁基本排出，淤积处更显明显（多数有肿块或压痛）。由于乳管是软管，通的话一吸就出，不通的乳管永远难以吸出，因此不建议拼命用吸奶器，否则可能导致乳头乳晕的破损，却达不到通畅乳汁的目的。

疏通乳汁时应该首先疏通堵点（和疏通堵塞的道路交通一样），避免从乳腺边缘拼命把乳汁往乳头方向推。这个动作（前面堵着，后面拼命推）会增加疼痛感。这个堵点是在淤积肿块靠近乳头一侧的位置。如果整个乳腺都有堵塞，则先疏通乳晕，再慢慢扩大疏通范围。不强求一次性全部疏通堵塞的乳管，只要这次疏通的范围比上一次扩大，淤积肿块缩小就行。

（秦　钧）

## 四　没喂奶怎么乳腺也会发炎

某日，乳腺科门诊，一位三十多岁的青年妇女推门而入："医生啊，我的左乳最近莫名地又肿又痛，皮肤还有点发红，这是怎么回事啊？样子有点像我以前生完我们家老大，喂奶时曾经发作过的急性乳腺炎，但是这次我没有发烧。可是我家老大已经 5 岁了，老二都断奶 1 年多了！我接下来应该怎么办啊？"

　　这位妇女得的病叫作非哺乳期乳腺炎，是一种发生在女性非哺乳期、病因不明、良性、非特异性炎症性的疾病，可以发生在青春期、绝经期、老年期甚至是婴儿期，发病高峰年龄在 20～40 岁。患者可以表现为乳房突然出现红、肿、热、痛及脓肿形成，时常可摸到波动感（手感类似于热水袋），部分患者甚至会脓肿自行穿破、流脓。

　　非哺乳期乳腺炎有很多表现，也就可以分成很多类型。就像本文开头的那位青年妇女，她主要以乳腺局部症状为主，全身感染炎症反应较轻。这类患者低热或不发热，检测白细胞增多不明显，称为急性乳房脓肿型。如果乳房反复炎症发作，部分病例或有手术引流史，伤口可与乳头附近的输乳管相通，形成经久难愈的瘘管，严重者甚至可导致乳房变形，常有反复流脓以及乳房内、瘘管周围出现炎性肿块，称为慢性瘘管型。部分患者还可表现为肿块型，乳房内逐渐出现边界尚清楚的肿块，按压有微痛或者无痛，皮肤无红肿，也无发热史，此种类型常被误诊为乳腺癌，需结合影像检查及病理诊断。

　　非哺乳期乳腺炎的确切病因目前尚不清楚，研究认为可能与患者自身的免疫系统紊乱有关。根据显微镜下病理所见，可细分为浆细胞性乳腺炎和肉芽肿性乳腺炎。前者多发生于先天性乳头内陷的患者，因乳腺导管内代谢废物不易排除，随着时间推移聚少成多，刺激机体发生免疫反应，大量白细胞（正规军）吞噬代谢废物，甚至化脓，而白细胞的前身浆细胞（预备役部队）则前赴后继，在病灶处越积越多，如果对病灶肿块行粗针穿刺病理学检查，显微镜下可见到大量的浆细胞。后者属于自身免疫性疾病，多见于有哺乳经历的经产妇，是全身炎症反应在乳腺局部的病理表现，如果进行病灶穿刺，可以在显微镜下看到乳腺小叶周围有大量粒细胞、吞噬细胞、淋巴细胞等形成的肉芽组织。

非哺乳期乳腺炎的治疗比较棘手，以中西医结合治疗为主，很多患者治疗后易反复发作。早期轻微疼痛，症状不是十分明显，可以采取保守治疗，以中药治疗为主。往往使用汤剂，同时辅以外敷，用清热解毒、活血化瘀、疏肝理气的药物来治疗乳腺炎，效果还算不错。部分病例合并细菌感染，则可以用抗生素治疗。若乳房出现红肿，建议在使用抗生素的同时采取病理活检，明确细胞类型，鉴别诊断炎性乳腺癌、乳房帕吉特病等恶性疾病。如果有明显脓肿形成，可以考虑行手术切开引流或穿刺抽脓。临床工作中常遇到脓肿切开后脓液已经引流干净，伤口愈合一段时间后出现复发，甚至有伤口始终难以愈合、迁延半年以上者。

## 特别提醒

平时勿穿紧身上衣及过紧内衣，减少乳头凹陷的发生。保持乳头清洁干燥，清除乳头部粉刺样分泌物，预防感染。及时纠正先天性乳头凹陷，清洗乳头后捏住乳头往外牵拉，持之以恒，乳头可能逐渐翻出。加强体育锻炼，规律生活，提高机体的抗病能力，可以减少免疫系统紊乱的发生。

（秦　钧）

### 五　乳腺纤维腺瘤会癌变吗

"医生啊，我自己在乳房里摸到好多疙瘩，小的像花生米，大的像玻璃珠子，摸上去滑溜溜的，好像还会跑来跑去，这是什么毛病啊？我自己网上查，说我这种情况叫乳腺结节，也叫乳腺纤维瘤。不知道对不对？您能告诉我接下去应该怎么办吗？"这又是乳腺门诊常见的患者描述。

从本书前面的内容，我们已经了解到乳腺由腺泡（房间）、导管（过道）以及周围的间质（墙壁）组成。乳腺任何部位的导管上皮和间质成分异常增生，都可以形成良性肿瘤。由于异常增生的间质内包含大量的纤维成分，因此称为纤维腺瘤。4个乳腺良性肿瘤中就有3个是纤维腺瘤。乳腺纤维腺瘤可以是单发的，也可以是多发的，而多发的纤维腺瘤又可以称为纤维腺瘤病。

乳腺纤维腺瘤一般摸起来比较光滑，圆形多见，容易推动。增长速度缓慢，可数年无变化，月经周期对其生长多无影响，但在妊娠期或哺乳期可在变化的雌激素水平的刺激下迅速增大。乳腺纤维腺瘤一般不会引起疼痛，很多患者乳房疼痛实际上是小叶增生的表现，并不是乳腺纤维腺瘤导致的。乳腺纤维腺瘤极少出现癌变，因此，如果诊断明确，大部分乳腺纤维腺瘤可以密切观察。

乳腺纤维腺瘤的生长主要与两方面有关。

1. 体质：这是最主要的原因。我们发现乳腺纤维腺瘤偏好发生在发育不良、偏小的乳腺，而且这种乳腺发生纤维腺瘤往往是多发，有的甚至是数十个，这种情况与遗传有部分关系，很多家庭里母女都有纤维腺瘤。由于乳腺发育不良，局部乳腺组织就在雌激素的刺激下异常增生，形成纤维腺瘤。而发育良好的乳腺，在雌激素的刺激下，很少出现异常增生，也就很难形成纤维腺瘤了。另外一种解释是，发育不良的乳腺容量比较少，发育正常的乳腺容量比较大，在相同量的雌激素情况下，发育不良的乳腺受到的雌激素刺激相对更多，出现异常增生的概率也就更多了。换言之，发育不良的乳腺更易长乳腺纤维腺瘤。

2. 雌激素水平偏高：我们知道，年轻女性雌激素水平明显高于中年女性，而老年女性雌激素水平相对更低。乳腺纤维腺瘤在 20～30 岁的年轻女性中最常见，就是因为这时的女性雌激素水平偏高。当然，如果服用雌激素相关类的药品、食品，也就是增加了外源性雌激素的摄入，则也会刺激纤维腺瘤的发生。有研究认为，高脂饮食可以改变肠道菌群，使来自胆汁的类固醇在结肠中转化为雌激素，从而提高雌激素

### 长了乳腺纤维腺瘤要开刀吗

首先需要明确一点，乳腺纤维腺瘤是良性肿瘤，一般不会癌变，因此，大部分乳腺纤维腺瘤密切随访观察就行。特别是多发的乳腺纤维腺瘤，很难切除干净，因此不建议积极手术。

水平。妊娠期雌激素水平增高，也会促进乳腺纤维腺瘤的生长，这也是为什么有些医生建议在怀孕前处理乳腺纤维腺瘤的原因了。

对于乳腺纤维腺瘤患者来说，选择合适的方式解决是患者最大的问题。乳腺纤维腺瘤是乳腺导管上皮和间质的异常增生，而这种增生一旦形成肿瘤，仅靠药物是很难逆转的，也就是说吃药是无法消除纤维腺瘤的。要消除纤维腺瘤，只能是物理的方法，如外科手术切除、超声引导下旋切、微波消融等。手术切除适合各种大小的纤维腺瘤，但常规手术会在乳腺表面留下瘢痕，对于比较大的（可以摸得到的）纤维腺瘤，也可以考虑经腋窝腔镜手术。超声引导下旋切，有点像削胡萝卜，是把纤维腺瘤削成一条一条取出来，优点是切口小（5 mm），长好后基本上看不出，缺点是不适合直径大于3 cm的肿瘤。直径大于3 cm的肿瘤适合微波消融，建议不愿做外科手术，也不愿旋切的患者考虑。

大部分纤维腺瘤的患者是根据超声、磁共振等乳腺影像学检查进行初步诊断的。然后根据初步诊断决定是选择随访或手术干预，而不是根据病理确诊来决定。如果进行手术干预，在术前或术后会有最终的病理报告来告诉我们是否确定是纤维腺瘤。如果进行密切随访，需要注意几个问题：① 如果随访过程中肿块生长比较快，还是建议改成手术干预；② 对于可以自己摸得到的肿块，建议每月月经结束后，自己触摸肿块并进行比较，如果发现有增大，应该立即就诊；③ 一般超声复查频率在3～6个月一次，如果复查2年以上没有啥变化，可以延长复查时间。

## 哪些纤维腺瘤应该考虑积极手术

部分纤维腺瘤患者属于可"开"可不"开"（刀），具体根据患者的需求及可获得的治疗手段进行选择。以下情况建议积极手术。

1. 怀疑可能恶性的，比如生长比较迅速的，或形态上有怀疑的，需要进一步检查，必要时手术切除或穿刺活检。

2. 直径 2 cm 以上的，积极处理。有时纤维腺瘤很难和叶状肿瘤（具体见后面章节，需要手术治疗）在影像学上区分，而叶状肿瘤往往比较大，生长速度比较快。因此，越大的乳腺肿块，越是建议积极手术干预。

3. 单发纤维腺瘤，可以积极进行手术切除。

4. 患者有乳腺癌家族史的，应该积极手术干预。

乳腺纤维腺瘤的随访时间长，很多患者还是很担心癌变，在这过程中如何控制肿块的生长呢？这也是很多选择随访的纤维腺瘤患者想问的问题。

从上面我们知道了纤维腺瘤的发生和乳腺发育不良体质及雌激素水平偏高有关。而体质往往很难改变，因此我们应当尽量调整好雌激素水平。一是适当增加体育锻炼，维持内环境激素水平的稳定。二是尽量避免外源性雌激素的摄入：少食用富含雌激素的保健品；低脂饮食，减少来自胆汁的类固醇在结肠中转化为雌激素；谨慎服用雌激素相关类药物，如需服用必须在医生的指导下进行。

（秦　钧）

 **六　叶状肿瘤是不是长得像树叶子**

"医生啊，B超检查发现我乳房上长了个结节，怀疑叶状肿瘤！为什么乳房老是要跟叶子过不去？小叶增生我是知道的，这叶状肿瘤又是什么东西？难道是树叶形状的肿瘤？"

乳腺叶状肿瘤是由乳腺纤维结缔组织和上皮组织组成的纤维上皮性肿瘤，因在显微镜放大的情况下部分结构呈分叶状，因此取名叫叶状肿瘤。叶状肿瘤主要起源于乳腺小叶周围的纤维上皮组织，其生物学行为处于良性的纤维腺瘤和恶性的乳腺癌之间，因此又被称为交界性肿瘤。根据其在显微镜下的组织学结构（细胞核的变化、是否累及周围等），进一步细分为良性叶状肿瘤、交界性叶状肿瘤和恶性叶状肿瘤。

需要注意几点：这种组织学上的分类，代表的是恶性叶状肿瘤出现局部复发、远处转移的概率要高于良性叶状肿瘤，并不完全代表叶状肿瘤的生物学行为（比如是否会转移，是否会浸润周围等），具体到个人时，有些良性叶状肿瘤术后也可能出现转移，而有些恶性叶状肿瘤术后随访却没有发现转移。

**特别提醒**

恶性叶状肿瘤属于恶性肿瘤，但不是癌，不属于乳腺癌，治疗方法和乳腺癌区别很大。

乳腺叶状肿瘤在比较小（直径小于 2 cm）时，体格检查、超声及磁共振等检查都很难和乳腺纤维腺瘤相区分，大部分的叶状肿瘤是在临床上诊断为纤维腺瘤，进行手术切除后的病理切片上才诊断出来的。有一些迹象是要考虑叶状肿瘤的：

1. 临床上不怀疑乳腺癌，比如边界清晰、活动度较好，直径 4 cm 以上、质地不硬的乳腺肿块。

2. 临床上短期内迅速增大，但是在影像学上考虑良性的乳腺肿块。

3. 不怀疑乳腺癌，但出现皮肤溃烂的乳腺肿块。

4. 乳腺纤维腺瘤手术切除后，在切除部位出现纤维腺瘤复发的。

叶状肿瘤的形成原因目前尚不清楚，可能与内环境紊乱、体质及雌激素水平有关。叶状肿瘤属于良恶性交界的肿瘤，以局部复发为主，出现淋巴结转移和远处转移很少。如果出现复发，恶性程度易升级，部分甚至出现浸润肌肉、骨骼等情况。

叶状肿瘤的治疗以彻底手术为主，对局部的放疗和全身的化疗基本上不敏感。因此，对于怀疑叶状肿瘤的，首选手术治疗。临床上考虑良性的纤维腺瘤，一般建议在直径 2～3 cm 时就手术干预，不要等到 5 cm 以上，甚至出现皮肤破溃再手术。因为，叶状肿瘤很难和纤维腺瘤在术前鉴别出来，而叶状肿瘤越大，时间越长，恶性的可能性也越大。越小的叶状肿瘤，手术效果越好，对乳腺的破坏也越小。巨大的叶状肿瘤甚至可能需要切除整个乳房。

以前有纤维腺瘤手术史的患者，同一个部位再长肿块的，要考虑叶状肿瘤的可能，建议适当积极手术，并进行扩大的肿块切除手术。叶状肿瘤手术需要的切除范围比乳腺癌的要大。大部分乳腺癌只要切缘（1 mm）阴性就行，而叶状肿瘤的切缘要达到1 cm以上，其复发的可能性才会最低。因此，对于怀疑叶状肿瘤的，应该进行扩大的肿瘤切除。这个和纤维腺瘤不同，纤维腺瘤只要包膜外完整切除就行了。如果术后病理报告为良性叶状肿瘤的，但手术只是在包膜外切除的，可以密切随访复发的情况，一旦复发，可以进行扩大范围的切除。如果术后病理报告为交界性或恶性叶状肿瘤，而且切缘太近，建议不要等复发，直接短时间内就行扩大切除。

大部分叶状肿瘤切除彻底后，以积极随访为主。建议前2

### 术后患者要注意什么

纤维腺瘤手术后，患者应该关心术后的病理报告。如果最后报告为叶状肿瘤，则要及时和手术医生咨询是否需要行扩大手术，并增加随访次数。

叶状肿瘤术后，患者应该积极随访局部复发情况和是否有全身转移。

年内每 3 个月复查一次，以是否有局部复发的检查为主，全身转移的检查为辅。对于临床上巨大的叶状肿瘤，病理报告为恶性的，可以考虑适当化疗。对于已经出现远处转移的转移灶，可以考虑局部消融、手术切除等方法对症处理。

　　总结一下，叶状肿瘤的治疗效果和是否及时手术、手术是否彻底有密切关系，千万不要掉以轻心。

（秦　钧）

第五章

# "肿"要知道：
# 蛛丝马迹

# 一  哪些异常表现要怀疑乳腺癌

**她的故事**

## 曾经没有帆的小船

我叫刘丹（化名），是一名小学音乐老师，老家在安徽蚌埠下面的一个小县城。我们学校每年都会组织员工体检，说是职工福利，其实我一直认为这只是例行公事而已，直到那次体检彻底打乱了我原本平静的生活。

2020年3月中旬，体检后的第二周，身边的同事都陆续拿到了体检报告，唯独我的体检报告却迟迟没有来。等来的却是体检中心的一通电话，电话里医生通知次日来院取体检报告，我的乳腺彩超有点问题，具体情况会安排医生给我详细解读。电话挂断后我呆坐在座位上许久，1995年外婆就因为乳腺癌多发转移去世，前些年也听说过这个病有遗传的可能，但总想着遗传毕竟还是有一定的概率随机性，况且母亲62岁了，至今也没有出现过任何乳腺方面的问题，所以不相信，更不曾想过这样的事会真实地发生在我身上，而现实却不声不响狠狠地给了我一巴掌。

拿到体检报告，我迫不及待地翻到乳腺彩超那一页："右乳外上象限2.0 cm大小肿块，质中偏硬，活动可，无橘皮样变。腋下未见明显肿大淋巴结。"医生说虽然肿块只有2.0 cm，但也不排除乳腺癌，当然不是说绝对的，也有可能是良性的囊肿，建议入院进一步检查后制定治疗方案。总而言之就两点：1. 右边乳腺肯定是有问题的，良恶性还不好说；2. 一定要重视，做全面的检查，规范治疗。

其实在诊室里我就一直努力克制着情绪，走出诊室，双手和小腿更是不由地颤抖。因为家里有相关遗传基因，不敢再有一丝侥幸，到家后便上网查了关于乳腺癌手术和治疗的信息，看到网上很多人都在说可能要乳房全切，可我才 32 岁啊……切除乳房意味着我作为一个女人将不再完整，我会自卑到无法见人，甚至无法走出家门，术后又要我如何回归家庭、回归学校，想到这不禁泪流满面……

丈夫得知后，说他有个同学在省级医院工作，可以帮我联系安排专家好好看看。次日向学校教务处说明一切后，请了两周的假。回家路上，我感觉自己就像是坐上了一艘没有帆的小船，漫无目的地在海上孤独漂流，不知何时靠岸，也不知将会飘向何方。

来到省级医院，通过丈夫同学的安排，一位乳腺外科专家——王主任接诊并看了我的报告，她建议入院进一步完善血液、影像等系列检查，包括穿刺，确定良恶性后再进行治疗。谈话间，王主任或许也看出了我的焦虑，告知乳腺癌手术除了全乳切除还有一种保乳手术，但无论如何都要先定性，说罢便给我开了住院单。等待

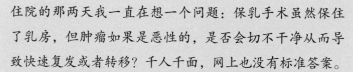

住院的那两天我一直在想一个问题：保乳手术虽然保住了乳房，但肿瘤如果是恶性的，是否会切不干净从而导致快速复发或者转移？千人千面，网上也没有标准答案。

在王主任的安排下，住院、检查、穿刺一切都很顺利，PET/CT提示：无明显远处和腋窝淋巴结转移证据；乳腺磁共振提示：乳腺右乳下象限不规则斑片状异常信号，提示可能多灶性乳腺癌，肿瘤与皮肤、乳头乳晕、胸肌筋膜均有一定距离。穿刺报告提示：右乳浸润性癌伴导管原位癌成分，ER（+），HER-2（+）。

至此，32岁的我，贴上了"乳腺癌"的标签。"姐妹们，结果出来了，膝盖中枪，是癌，接下来怎么办？第一次抗癌没经验，欢迎大家提提意见呀！"那天晚上，我在乳腺癌论坛发了这样一篇"自嘲帖"，许多姐妹都回帖说"小姐姐好乐观"，要向我学习，而她们看不到的是，手机屏幕前的我，抱着手机哭得快昏过去了……

回到门诊，王主任说整个治疗分为三步。第一步是手术切除，在切干净的同时，术中会植入一个假体。手术从腋窝下用腔镜进行，腔镜的特点就是创口小，技术也相对成熟，术中植入假体，术后看起来将与常人无异。似乎没有比这更好的选择了。

第二步还是需要化疗，用EC-T方案，该方案是乳腺癌标准辅助化疗方案，化疗后会出现掉头发和骨髓抑制等副作用。电视剧里经常看到化疗会掉头发，原来那都是真的，并不是影视效果……不过可以戴假发，一天换一顶。就算头发掉光，我也要做最美的秃头仙女。

第三步是靶向治疗1年，静脉注射曲妥珠单抗。曲妥珠单抗是针对 $HER-2$ 阳性的乳腺癌靶向药物，主要抑制肿瘤细胞的生长和扩散，副作用可能就是乏力、恶心、腹泻等，以上就是根据乳腺癌诊疗指南的规范治疗。

4月10日上午由王主任亲自主刀，全麻下行经腋窝腔镜下皮下腺体切除＋假体重建手术＋前哨淋巴结活检，术后前哨淋巴结阴性，乳头后切缘阴性，肿瘤有3灶，分别大小为 1.5 cm×1.2 cm，1.3 cm×1.0 cm 和 0.8 cm×0.6 cm，伴部分导管原位癌成分，术后免疫组化结果和术前穿刺相似，pT1N0M0，腔内B（$HER-2$ 阳性）型。术后第二周顺利出院，在家养了3周后，按照王主任说的，开始接受共8次的EC-T方案化疗，第五次开始加上曲妥珠单抗。随着治疗的深入，化疗加靶向治疗所带来的副作用很多时候让我身心俱疲，不只是脱发，甚至就连皮肤也变差了……好在那些都是暂时的，后来慢慢都恢复了。

转眼间，术后至今已有两年，我也早已回归校园继续任教。近两年复查都平稳过关，也没有任何复发和转移的迹象。

历经风浪，如今我这艘没有帆的小船靠岸了……

上面案例中的小刘是幸运的，因为有家族史，她能提高警惕，由此进一步检查，及早发现了癌变。她的成功经验，也是现在很多乳腺癌患者的亲身经历。根据国家癌症中心的数据统计，乳腺癌已成为女性最常见的恶性肿瘤之一。虽然乳腺癌其实离我们并不遥远，但很多乳腺癌患者在早发现早治疗后，可以获得很好的效果，甚至部分患者能达到治愈。

但是，经常有人由于身边的亲戚或同事查出乳腺癌，怕自己也患乳腺癌，乳房一有不适，就到医院要求检查；有些检查发现有乳腺小结节的患者，由于担心，会每 2～3 个月就去医院检查，一定要得知小结节没变化才安心。有时去医院检查要花很多时间，有些检查需要预约，有些检查当天不能出报告，反而劳心费力。那么，我们怎样才能尽量减少跑医院的次数，又早期发现乳腺癌呢？

下面，我们来了解一下，哪些表现要怀疑乳腺癌，需要去医院进一步检查。

早期发现乳腺癌需要正确规律的自我乳房检查、专业医生的检查和乳腺癌筛查共同努力。前面章节已提到乳腺疾病的一些表现，在这一节中我们来重点解释一下乳腺癌的可疑表现。其中有些表现在乳腺良性疾病时也有，有些表现就是乳腺癌的特殊表现，一旦发现就需要高度怀疑乳腺癌，要进一步检查明确，千万不要延误。

## 乳房肿块

肿块是乳腺癌最常见的表现。很多患者初次就诊就是因为洗澡时或无意间摸到自己乳房上有个肿块，到医院进一步确诊是乳腺癌。一般来说，乳房体积较小、位置比较浅的肿块容易在自我乳房检查中被发现，当然肿块越大也越容易触摸到。对于乳腺癌而言，在肿块比较小的时候能检查出来是最好的了，可以及时发现，早期治疗。因此，定期正确的乳房自我检查有助于早期发现乳房肿块。

具体的自我检查方法见相关章节。这里需要强调几点：① 建议在每次月经结束时进行双侧乳房自我检查；② 每次检查时需要双侧乳房全面检查，避免遗漏乳晕下方、腋窝前方等部位；③ 触摸时避免用手指抓捏乳房，错把乳腺组织当成肿块；④ 乳腺癌形成的肿块往往比较硬（触摸额头的感觉），但硬的肿块不一定都是癌；⑤ 无论怀疑还是确定触摸到乳房肿块，都建议去医院让专科医生做检查，特别是第一次摸到肿块时；⑥ 有些乳腺癌患者发现乳房肿块时已经有转移，因此，不能单纯依靠触摸到肿块，才去检查，需要定期乳腺癌筛查。定期乳腺影像学筛查是必须的，一般 40 岁以下一年一次，40 岁以上半年一次。

## 乳头出血

医学上将乳头上有液体流出统称为乳头溢液，常常是先看见胸罩、内衣上有淡色污渍，然后检查乳头会发现有液体从乳头滴出。而滴出的液体如果是鲜红色、暗红色或褐色，则称为乳头出血。乳腺癌的乳头溢液往往是乳头出血，很少是澄清淡黄色的。但是乳头出血的原因很多，可以是乳腺癌，也可以是乳腺导管内的良性肿瘤、乳腺导管扩张、乳管损伤等。因此，如果乳头出血，应该及时就诊，明确诊断，而且大部分乳头出血都需要手术干预。比如导管内乳头状瘤，是良性病变，但有一定的癌变率，手术切除后，就不会癌变了。此外，其他乳头溢液，包括乳汁样液体、淡黄色清水样液体或脓性液体，一般不需要特别担心，经过专科医生体检并做些必要的检查排除乳腺癌可能，大部分经过治疗后可以缓解。

因此穿着浅色的内衣，定期检查胸罩、内衣上是否有污渍是非常简单的发现乳头溢液的方法。加上每月一次的乳房自检，适当挤压乳头乳晕，可以检查是否有乳头出血，如果有，尽早就诊。

### 乳头乳晕区湿疹样改变

前面的章节对此已进行了部分讲解，这里需要强调的是：① 如有单侧乳头乳晕区的湿疹样改变，建议去乳腺专科或皮肤科就诊，排除湿疹样癌。这种类型的乳腺癌表现为乳头乳晕皮肤像湿疹一样难以治愈，乳头常常起硬皮，病情进展缓慢，很容易被忽视，需要引起重视。② 双侧乳头乳晕区湿疹样改变虽然同时为乳腺癌的概率比较小，但也建议积极就诊，在排除湿疹样癌的同时进行治疗。

### 乳房皮肤红肿

有一种特殊的乳腺癌，就是炎性乳腺癌。这种乳腺癌恶性程度很高，很多癌细胞进入皮肤、皮下淋巴管后，堵塞淋巴管，引起乳房皮肤的红肿，可伴疼痛。有时很难和非哺乳期乳腺炎区分开来。因此，如果乳房突然肿胀、发红，稍有疼痛，发热不明显，经过1～2周的抗生素治疗效果不明显的，要考虑到是这个凶险的特殊类型的乳腺癌。应该进一步检查，包括穿刺病理检查，排除炎性乳腺癌的可能。有时，可以一边使用抗生素等药物对症治疗，一边等待穿刺结果，明确诊断。

### 乳房皮肤凹陷，局部皮肤橘皮样改变

乳房的皮肤增厚，坑坑洼洼，看上去类似丑橘的橘皮样改变，有时皮肤局部有凹陷收缩，就像长了一个酒窝一样，这些也可能是乳腺癌的表现。主要原因是乳腺癌牵拉固定皮肤的韧带（Cooper's 韧带），导致局部的内缩，加上皮下淋巴管堵塞，引起皮肤的水肿。这些改变需要仔细查看才能观察到，一般建议进行双侧乳腺的对比，每月一次自我检查。如果怀疑有橘皮样改变或皮肤凹陷，特别是观察几天都不见好转的，建议去医院就诊。

### 乳头凹陷

乳头凹陷是乳腺癌的一种表现。主要是位于乳头后方的乳腺癌，浸润乳头后的纤维组织，导致纤维组织的挛缩，或乳腺癌直接累及乳头，引起乳头的内陷。因此，本来乳头坚挺在外的，最近一段时间乳头逐渐内陷，不能外翻，需要尽快到医院就诊。如果由于内衣太紧，乳头有点内陷，放松后能够外翻到原来乳头样子，则不用紧张。

### 腋窝的肿块

乳腺癌的转移，往往首先转移到同侧腋窝的淋巴结，引起腋窝淋巴结的肿大。因此，进行每月一次自我乳房检查的同

时，不要忘记检查双侧腋窝是否有肿块，特别要注意是否有新长出来的肿块。腋窝的肿块可能是慢性淋巴结炎，可能是副乳，但有时就是乳腺癌的转移淋巴结，发展到晚期，则可以在锁骨上以及对侧腋窝也摸到转移的淋巴结。如果发现新的腋窝肿块，就需要去医院检查，一般超声就能够分辨出是否是转移淋巴结，必要时穿刺病理明确一下。

### 与月经无关的乳房疼痛

女性由于月经周期的激素变化，常常导致乳腺组织肿胀和疼痛，这种乳房疼痛具有周期性。那么，和月经周期无关的乳房疼痛和乳腺癌有关吗？非周期性的乳房疼痛，其实与多种因素有关：精神压力过高、胸罩佩戴不当、乳腺炎症等；有的可能不是乳房疼痛，而是乳房周围的疼痛，如肋间神经炎、肋软骨炎等。这些疼痛大部分和乳腺癌没有关系，如果乳房持续疼痛并伴随肿块或者乳头出血或者局部红肿，这几个表现结合在一起，乳腺癌的可能性会显著升高，在乳腺癌累及皮肤或胸壁时，会出现难以忍受的疼痛，这时也往往会伴有皮肤的破溃、乳腺肿块等。

**特别提醒**

我们希望所有的乳腺癌早期都会痛，这也许是个"警报"，让我们能在更早期就发现她。但实际上，乳腺癌早期最常见的表现是无痛性肿块，只有极少的乳腺癌早期会表现出疼痛。

（王　晔）

## 二 读懂检查报告，是不是癌早知道

当你自我乳房检查时发现有异样，去医院检查，或者每年进行常规乳腺癌筛查体检，经过超声、钼靶或磁共振等影像检查，拿到了这些乳腺的检查报告却看不懂，怎么办？很多人看到"肿块"或"结节"两个字就害怕，怀疑是不是乳腺癌。报告上还有"阴影""钙化"等术语，是不是乳腺肿瘤？是良性还是恶性的？在拿到报告的第一时间，每个人都想知道报告上有没有说是乳腺癌。下面我们来了解一下如何初步读懂乳腺的检查报告。

首先，几乎每一份乳腺检查的报告都有"BI-RADS"这个词，后面再跟一个阿拉伯数字。那么，它代表什么呢？这部分内容我们在第三章里已有介绍，大家可回顾复习。

一般来说，"BI-RADS"分类后面数字越大，判断恶性的可能越大，患癌风险越高。如果是 4 类或 5 类，则乳腺癌的概率明显高于 3 类，一般 4 类或 5 类需要进一步检查或活检等处理。当然，这些分类数字代表的是患乳腺癌的概率，也就是说 5 类患乳腺癌的可能性很大，但也有小概率可能是良性。也就是说，如果看到报告上有 4 类或 5 类，一定要找乳腺专科医生复诊，明确诊断。而 3 类患乳腺癌的概率很低，但也有患癌的可能性，所以需要 3～6 个月复查一次。

这里还需要说明的是，这些分类是超声科医生或放射科医生根据病变的影像表现进行的判断，不同医生对同一个病变的影像判断的分类可能不同；同一病变在不同的影像学上的表现不同，其分类可能也不同。因此还需要专科医生结合病变的临床表现、查体和影像学检查进行综合判断。

怎么看超声检查报告

乳腺的超声检查报告主要包括三种。

第一种很常见，为"双侧乳腺病（BI-RADS 1 类）"，这提示为乳腺增生，是女性最常见的问题。如果只有这个结果，

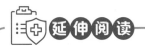

### 心态好的人可以继续看的报告

看完结论部分，可以看一下超声描述部分。这部分是相当专业的描述，医学基础差，一知半解，容易胡思乱想的人，建议直接忽略。

当超声检查发现肿块时，会对肿块以及周围组织的声像图表现进行描述，通常包括肿块的位置、大小、形状、纵横比、边界、边缘、回声模式以及肿块内血管的检查，包括对血流形态学的观察，进行血流参数的测定，常用阻力指数（RI）。如果看到这样的描述：形态不规则，垂直纵横比＞1，边界不清晰，边缘不光整、毛刺，内部回声不均匀，周围组织水肿、受压、变形，彩色多普勒超声显示内部血流信号，RI＞0.70，那么对于这个肿块考虑恶性可能性大。此外，一般囊性的乳腺结节恶性可能性极小，因此，如果报告为无回声的囊肿，基本上可以排除乳腺癌。对于囊实性结节，则需要分析实性部分的性质。

基本上不用担心乳腺癌了。

第二种为"乳腺结节（BI-RADS 2～6类）"，需要找专科医生就诊，如果4～6类，则有乳腺癌的可能性。有时有好几个结节的报告，分类数字最大的最需要引起重视。

第三种为"腋下实性结节（考虑淋巴结肿大）"，有些超声报告会提示是否转移可能。此时要考虑乳腺癌的腋窝淋巴结有转移，往往需要进行穿刺等进一步病理学检查。

由于超声波检查是通过高频声波来对人体内部结构进行成像的检查，对于鉴别肿块是囊性还是实性特别敏感。但是它的弱点是探测微小钙化的能力较差，这就需要通过乳腺X线检查来发现。

### 怎么看乳腺X线检查报告（钼靶）

乳腺X线，俗称钼靶，就是将乳房用两块夹板上下或斜着夹住进行拍片。钼靶的报告可能有几种。

第一种是"乳腺肿块，形态不规则并伴有边缘毛刺，内见多形性细小钙化，BI-RADS 4～5类，考虑恶性"。看到这个报告，乳腺癌的可能性很大了。乳腺X线最擅长发现可疑钙化和高度恶性可能的钙化，包括不定形或模糊不清钙化、细小多形性钙化、线样或细线分支状钙化（铸形钙化）。如果发现形态不规则结节，其内及周围成簇分布的细小多形性钙化灶，那么高度提示恶性可能。

第二种是"乳腺实质致密 BI-RADS 0类（可能遮掩小肿块）"。看到这个报告，是什么意思呢？这个报告提示乳腺实质比较致密。在乳腺X线摄影检查中，碰到致密的乳腺组织，脂肪少，缺少对比，成像就只能看到一片淡淡的白色，影响乳腺肿块或可疑钙化的发现。这就需要通过超声或磁共振等其他影像学检查，需要更多信息来综合评价。所以乳腺组织致密（尤其是年轻女性）或者做过隆胸（乳房不能被挤压行 X 线检查）的女性，就需要增加超声检查或磁共振检查来获得更清晰的影像，来评估致密型乳腺、评估乳腺假体等。

第三种是"乳腺结构扭曲、不对称致密影，BI-RADS 0 类"。这个报告提示需要进行其他影像学检查排除乳腺癌，建议做乳腺磁共振。

第四种是"双乳纤维囊性增生性病变，BI-RADS 1 类"。这个提示乳腺增生，和超声上的"乳腺病"是一个意思。如果只有这个结论，则提示从钼靶的角度不怀疑乳腺癌。

## 怎么看乳腺磁共振（MRI）检查报告

乳腺磁共振检查是一个能够比较全面评估双侧乳腺及腋窝情况的检查，对于乳腺癌能够比较整体地评估，针对具有乳腺癌家族史、携带乳腺癌相关基因的乳腺癌高危人群，可以应用 MRI 检查来早期发现乳腺癌，降低乳腺癌的死亡率。

乳腺磁共振的报告主要有以下几种。

第一种是"双乳未见异常［BI-RADS 1 类（阴性）］"。这个报告提示未见明显乳腺肿瘤等病变，基本上不考虑乳腺癌。

第二种是"乳腺非肿块样强化［BI-RADS 4 类（疑似恶性，2% ＜恶性可能性＜ 95%）］"。这个报告提示需要积极找专科医生就诊，有可能是乳腺炎、导管内乳头状瘤或乳腺癌。必要时进行穿刺。

第三种是"乳腺占位［BI-RADS 5 类（疑似恶性，恶性可能性＞95%）］"。这个报告表示高度怀疑乳腺癌了。

第四种是"乳腺占位［BI-RADS 6 类（疑似恶性，恶性可能性＞95%，病理穿刺证实恶性）］"。这个报告是在穿刺病理证实乳腺癌后的检查报告。

磁共振报告的解读主要还是根据 BI-RADS 分类系统，对比这个系统的分类，能大致评估乳腺癌的可能性，但有时需要结合超声、磁共振或钼靶及临床表现进行综合评估。

因此，即使你自认为对检查报告略知一二了，还是应该及时把这些报告给专业的医生看，让他们对你的乳腺健康状况做出综合评价，对乳房可疑的区域进一步行乳腺细胞学检查或组织学活检，一个准确的诊断是下一步治疗的关键。

（王　晔）

## 三　病理切片检查告诉了我们什么

当你的乳房被发现有可疑情况，为了得到确切的结果，接着就是病理切片检查了，它是诊断乳腺癌最权威的依据。那么什么是病理切片检查呢？

病理切片就是从有怀疑的地方取出一部分或全部组织或细胞，进行必要的染色等处理（如 HE 染色），病理科医生用显微镜放大 100～400 倍，识别细胞是什么类型，是恶性的还是良性的。此外，病理科医生还可以对细胞或组织进行一些特

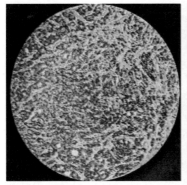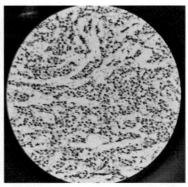

病理切片

殊的染色标记（如免疫组化），通过识别这些标记，能判断肿瘤的恶性程度。

病理科医生根据这些结果，判断肿瘤的性质，形成一份报告，这个报告就是对所有肿瘤患者来说最重要的病理报告了。这种"验明正身"就是医生常常说的"病理活检"，是乳腺癌诊断的"金标准"，对于乳腺癌的诊治是至关重要、必不可少的，为合理选择后续手术、化疗、放疗、内分泌治疗、靶向治疗等提供了重要信息，还可用于肿瘤治疗效果和预后的判断。有点像法官（病理科医生）通过各种证据（病理切片HE染色、免疫组化等），对嫌疑犯（可疑的乳腺组织）进行审判，形成审判书（病理报告）。这份审判书（病理报告）上写明嫌疑犯是否是罪犯（恶性肿瘤），和犯罪量刑的轻重（恶性肿瘤的恶性程度）。因此，病理切片检查非常重要，决定了乳腺癌的治疗方案的制定。

那么医生怎样从体内取出可疑的细胞或组织呢？一般采用活检的方式，常用的有三种：细针穿刺活检、粗针穿刺活检及手术活检。三种活检方式各有优缺点，合理地选择一种或几种活检方式，能使乳腺癌的诊断甚至治疗达到最佳效果。

### 细针穿刺活检

这种方法快速、简单。检查医生一手固定肿块，另一手持细针对肿块进行穿刺，是在可触及的肿块活检中最为常用的方式。几乎无痛感，价格较低而且可以快速获得结果。对于乳腺癌而言，主要用于腋窝淋巴结等部位的穿刺，明确是否有淋巴结转移。由于细针穿刺活检只能获得细胞学结果，并非获得组织标本，因此难以鉴别是浸润癌还是原位癌，不能区分乳腺癌的分子分型。对于怀疑乳腺癌的乳腺部位肿块，为了获得更加准确的结果，倾向于使用粗针穿刺活检。

### 粗针穿刺活检

这种穿刺针比细针稍粗，可以获得组织标本，制作石蜡切片，进行病理组织学检查，因此可以获得确定性诊断。穿刺点需要进行局部麻醉，做一个小切口（＜5 mm），以方便穿刺针穿入皮肤。通常需要穿刺数次来获得足够的组织标本，穿刺过程中会略有不适感，少数可能会有出血、感染。

粗针穿刺活检已是乳腺标本活检的标准方式，也是在影像检查发现可疑区域时的首要操作。若肿物不能被触及，可使用超声等成像设备实时成像，辅助引导穿刺针进入目标，确保采样时的准确度和精确度。超声引导相对容易一些，但有时可疑区域只有乳腺 X 线摄影和 MRI 才看得到，就需要用这两种方法来引导穿刺过程。

### 手术活检

手术活检就是进行一个开放的小手术，将可疑病变取出进行病理检查，整个肿块被切除就是手术切除活检，切取部分就叫手术切取活检。在没有穿刺组织学检查条件和穿刺组织学检查未能明确诊断的情况下需要进行手术活检；某些相对明显的肿块需要被手术切除，或者可疑的肿块很小，同一次手术，活检并切除肿块，若所有的肿瘤细胞都被移除，这个手段不仅作为诊断手段，也作为治疗手段。手术活检往往需要在手术室，在局部麻醉或全身麻醉的情况下进行，很多医院可以将手术切除活检的乳腺标本送快速冰冻病理检查（约半小时），患者在麻醉的情况下等待结果，然后直接根据快速病理结果决定手术的范围和大小。

同样，若肿物不能被触及，或可疑（钙化点）区域只有乳腺 X 线摄影或 MRI 才看得到，需要放射科医生在手术前放置定位导丝，术中外科医生切除导丝周围的完整区域并标记

**穿刺会导致癌症扩散吗**

病理活检不仅决定乳腺癌手术治疗的范围，还决定是否需要化疗、能否靶向治疗和内分泌治疗等，以及各种治疗方案的选择。如果是恶性肿瘤，穿刺活检后经过规范、合理的治疗，不会增加局部复发的机会，不必担心活检后肿瘤会转移或扩散。

切除标本的切缘，再次对切除的标本行 X 线检查来明确是否所有的可疑区域（钙化点）都在切除标本内，然后才进行病理检查。

对于大部分乳腺癌可疑者，我们建议尽量穿刺活检。穿刺活检更具优势：① 如果穿刺活检报告为良性，部分患者可以避免手术，避免手术也就意味着避免麻醉、避免手术后瘢痕及可能的乳房外形改变，也能减少住院时间，节省麻醉、手术等一系列的费用。② 如果穿刺活检诊断为恶性肿瘤，那么我们根据病理报告，在手术前可以更充分全面地评估患者，更有把握制订出一个完整的、个性化的治疗方案。③ 有些患者根据病理类型和分期，可能在手术治疗前会先进行药物治疗，从而将肿瘤降期并且可以了解药物是否有效，使乳腺癌的综合治疗更加精准，患者最大获益。

病理切片检查后形成的病理报告是患者病情的最重要的文书，患者和家属应该重视这个报告，妥善保管好，并在后续的诊疗过程中带好这份报告，方便不同专科的医生了解患者的病情，并做出合理的诊疗建议。

（王　晔）

## 四　读懂病理切片检查报告

经常有患者问："医生，听说病理报告最重要，我的病理报告出来了，帮忙看看吧。"那么，如何看一张乳腺癌的病理报告呢？

我们可以分几个步骤来读懂乳腺的病理报告。

### 第一步：核对基本信息

一张病理报告主要包括"基本信息""肉眼所见""病理诊断"和"报告医生"等栏目。拿到病理报告后第一步需要核对一下姓名、年龄、病区、日期等信息，确认是不是自己的病理报告。

### 第二步：看清是哪个部位的病理报告

常见的乳腺标本类型包括穿刺活检标本和各种手术切除标本，如乳腺肿物切除术标本、乳腺病变保乳切除术标本、乳腺单纯切除术和乳腺改良根治术标本、前哨淋巴结活检标本、腋窝淋巴结清扫术标本。在"肉眼所见"和"病理诊断"栏都可以看到对标本部位的描述。比如"病理诊断"栏中的"（右乳癌保乳根治标本）"，则表示其后面的报告针对的是右乳癌进行了保乳根治后的标本。"肉眼所见"是病理科医生用肉眼对标本进行观察测量后的记录，包括标本的总体描述、乳腺病变和周围皮肤的情况以及淋巴结的情况。这部分一般不需要特别关注。

----

**特别提醒**

很多病理报告可能包含几个部位标本，比如既有乳腺肿块的报告，也有腋窝淋巴结的报告。

由于送检时间的不同，同一个患者的病理报告可能有几张。因此需要咨询一下是否拿到了所有的病理报告。

----

### 第三步：是乳腺癌吗？是什么大体类型的乳腺癌

"病理诊断"这一栏是病理科医生对乳腺组织标本的判决书，也是我们最需要关注和了解的部分。在"病理诊断"里会告诉你是否是癌，以及组织学分型，就是大体上是哪种类型的乳腺癌，可以理解为肿瘤"长什么样"。

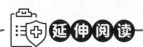

#### 乳腺肿瘤的分型

乳腺肿瘤的详细分型有很多，作为患者不需要了解复杂的分型，大体上知道可以分为非浸润性癌和浸润性癌。

非浸润癌常包括导管原位癌和小叶原位癌。这些原位癌，顾名思义，就是乳腺癌最早期的形式，癌细胞没有突破导管壁，不会转移到淋巴结或其他远处。一般来说，原位癌手术切除后不需要化疗，定期随访就行。

而浸润性癌会出现局部周围组织的侵犯、淋巴结转移或远处转移，往往需要化疗、放疗或靶向治疗等。浸润性癌又可以分为非特殊癌和特殊癌，浸润性非特殊癌是最常见的乳腺癌，主要是浸润性导管癌。

现在，我们来解读一下这个病理诊断的描述："（左侧乳腺）乳腺浸润性癌，非特殊型，大小 3.0×2.5 cm，组织学分级 2 级，伴部分导管原位癌（占 10%），脉管神经未见侵犯。"

这个报告首先告诉我们——是乳腺癌，是恶性的。其次，告诉我们癌的类型是浸润性非特殊型癌伴部分导管原位癌。如果是浸润性癌合并非浸润性癌，治疗重点是浸润性癌，因此，我们需要特别关注这个浸润性非特殊型癌。

### 第四步：需要关注的最重要的免疫组化指标

在大部分的粗针穿刺和术后大体病理报告的"病理诊断"下半部分，都有"免疫组化结果"部分。不同医院的免疫组化指标可能稍有不同，但都包含最主要的几个指标。对乳腺癌患者而言，需要了解以下几个指标。

1. ER：雌激素受体的简称，ER 后面往往跟着一个百分比。这个百分比大于 5% 就可以认为 ER 阳性。ER 阳性是一个比较好的结果。正常的乳腺导管上皮细胞 ER 是阳性，如果乳腺癌细胞 ER 阳性，代表乳腺癌长得像正常乳腺，也就是说它的分化比较好，恶性程度相对较低，肿瘤生长速度较慢，预后比较好。ER 阳性的百分比越高，代表预后越好。此外 ER 阳性还代表可以接受抗雌激素药物的内分泌治疗。

2. PR：孕激素受体的简称，和 ER 一样，阳性也是一个比较好的指标。其阳性百分比越高，预后也越好。

3. CerBb-2：这是人表皮生长因子受体 2（*HER-2*）的免疫组化简称，有些医院的病理报告直接写 *HER-2*。乳腺癌治疗中赫赫有名的靶向治疗，首先就和 *HER-2* 这个指标有关。这个指标阳性，说明乳腺癌患者需要进行靶向治疗。那么怎么知道 *HER-2* 阳性还是阴性呢？一般来说，免疫组化中 CerBb-2（+++）或另外的 FISH 基因检测提示 *HER-2* 有扩增的，代表 *HER-2* 阳性。

4. Ki-67：这是核增殖指数，后面也跟着百分比，这个百分比越高，代表乳腺癌增殖越快，因此，这个指标越低越好。

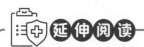

### 什么是三阴性乳腺癌

回答这个问题要先讲讲乳腺癌的分子分型。分子分型就是根据 ER、PR、HER-2 和 Ki-67 四个指标进行分类的。所谓的三阴性乳腺癌就是 ER、PR、HER-2 三个指标都是阴性。三阴性乳腺癌在所有的亚型中预后最差，主要是由于针对 ER 的内分泌治疗和 HER-2 的靶向治疗都用不上。但是患者也不要灰心，化疗对于三阴性乳腺癌是有效的。有实验数据表明如果三阴性乳腺癌患者在切除肿瘤之前接受化疗，有30%的可能性彻底消灭乳腺和淋巴结中所有的癌细胞（这就是为什么我们建议患者在术前进行肿块穿刺活检的原因之一）。而且三阴性乳腺癌复发大都在前3年里，如果5年后癌症都没有复发的话，那就不必再担心了。

乳腺癌的分子分型中，腔内 A 型或 B 型（Luminal 型），是指 ER 阳性或 PR 阳性，这种类型恶性程度比较低，可以内分泌治疗，预后相对比较好，部分合并 HER-2 阳性的可以同时进行靶向治疗。而 HER-2 阳性型是指 ER 阴性同时 HER-2 阳性的，预后比腔内型的稍差，由于能进行靶向治疗，因此预后要好于三阴性乳腺癌。

医生就是综合了组织分型、分子分型这些数据，根据这些资料选择相应的治疗方法，所以现在乳腺癌的治疗不仅是"个体化"的而且更加精准。

### 第五步：判断淋巴结是否转移

　　对于腋窝淋巴结进行细针穿刺的报告仅代表穿刺的淋巴结，如果报告示"淋巴结内查见癌转移"，代表穿刺的淋巴结有癌转移了。一般进行穿刺时，会尽量在超声定位下，穿刺最有怀疑转移的淋巴结。如果报告示"未查见癌转移"，代表穿刺的这个淋巴结大概率没有转移，大概率其他淋巴结也没有转移。

　　对于腋窝淋巴结进行粗针穿刺的报告，除了和细针穿刺有相同的意义外，可能还包含免疫组化信息，可以判断淋巴结转移灶是否和乳腺原发灶相同类型。

　　对于乳腺癌的手术大体标本，往往对腋窝淋巴结是否转移有描述。在这个报告中，可以看到很多分数。比如"腋窝淋巴结（7/23）查见癌转移"，"7/23"分数代表什么呢？分母

**为什么一张报告上有好几组淋巴结转移的数字**

　　清扫腋窝淋巴结时，可能根据腋窝淋巴结分组分开清扫，因此，就会有不同分组腋窝淋巴结转移情况的报告。最终需要把所有的分母相加，代表清扫淋巴结的总数目；所有的分子相加，代表转移淋巴结的总数目。

是清扫淋巴结总的个数，分子是这些淋巴结中查见有癌转移的淋巴结的个数，"腋窝淋巴结（7/23）查见癌转移"就是腋窝淋巴结清扫到 23 个，其中有 7 个淋巴结查见癌转移。如果是 0/12，就说明淋巴结清扫到了 12 个，其中查见癌转移的淋巴结有 0 个，也就是没有淋巴结转移。

### 第六步：看病变是早期还是晚期

现阶段乳腺癌分期主要使用国际通用的 TNM 分期。

乳腺癌 TNM 分期

| 描　述 | 分　期 |
|---|---|
| T（肿瘤） | 分为 0～Ⅳ期，表明了肿瘤的大小及是否侵犯皮肤或胸壁 |
| N（淋巴结） | 分为 0～Ⅲ期，表明了淋巴结转移的程度 |
| M（远处转移） | 分为 0 和 Ⅰ期，是否存在身体远处转移 |

乳腺癌术后的病理报告会详细描述肿瘤的大小、是否有皮肤或胸肌的浸润、淋巴结转移的数目等，根据这些信息对 TNM 分期中的 T 和 N 进行分期，T 和 N 后面的数字越小表示分期越早，数字越大表示分期越晚。

TNM 分期按罗马数字标识，从 0～Ⅳ期。术前的穿刺病理结合影像学检查，可以告诉我们乳腺肿瘤的大小、是否累及皮肤或胸肌、是否有淋巴结转移等，可以对乳腺癌进行初步的分期。一般来说，如果乳腺癌没有淋巴结转移或没有累及皮肤等，则分期比较早。术后病理，测量后分期准确性更高，但是主要关注的是局部肿瘤情况和淋巴结转移情况，而远处转移情况主要依据临床的各种影像学检查，如果检查发现乳腺癌已经向远处转移，常见的有肺、肝、骨或脑等，就是晚期（Ⅳ期）了，一般不选择手术治疗。因此，对于发现乳腺癌的患者，医生会做各种检查，了解是否有远处转移。

近年来，基因数据也被逐渐纳入分期系统中，也就是说，分期越来越复杂，也越来越精准，在预测生存率和指导治疗方面更有意义。一些多基因检测工具如：21基因测试（Oncotype DX®）、70基因测试（MammaPrint®）等有助于指导辅助化疗的决策，可以让很多患者在治疗的选择上更具有针对性和科学性，避免治疗副作用带来的更多伤害。

对于患者而言，只要初步掌握上述分期原则就行，个体化精准治疗需要咨询乳腺专科医生。

（王　晔）

第六章

# "肿"要知道：
# 有效治疗

**一　乳房一定要切除吗**

"医生，我确诊乳腺癌了，快点帮我做手术吧！"很多患者一确诊乳腺癌，就急着要求赶紧把手术做掉，甚至认为切得越大越干净，不惜把整个乳房切除，觉得这样才能达到最佳效果。其实，这种是一种陈旧的理念。

在过去没有很多药物治疗的情况下，这种理念有一定的正确性。但今天，化疗药物、靶向药物及内分泌药物等不断推陈出新，很多乳腺癌被早发现，乳腺癌的治疗效果越来越好。在确保手术治疗效果的情况下，手术有向兼顾美容、改善心理健康方面发展的趋势。此外，乳腺癌的手术方式也很多，各种手术方式也是各有优缺点。手术方式的选择和时机选择主要根据：① 术前的精准诊断（早期、中期还是晚期，其分子分型怎么样）；② 乳腺本身大小和肿瘤的相对大小；③ 对心理、美容的需求。因此，一旦诊断为乳腺癌，不要急着手术，应该充分评估肿瘤的情况，充分了解手术方式的优缺点，选择合适的手术方式。

我们可以把乳腺癌当成敌人，但是不能一发现敌人就不顾一切冲出去战斗，而应该先尽可能地仔细侦察，充分了解敌人的兵力和部署，然后充分了解我方的情况，再选择合适的时机和战斗方式去攻击敌人，这样才能在尽量减少我方损失的同时消灭敌人。下面我们来了解一下各种手术方式的优缺点。

**乳腺癌的腋窝淋巴结手术**

乳腺癌的手术可以分为腋窝淋巴结手术和乳房手术两个

部分。对腋窝淋巴结的手术，现阶段没有太大的争议。如果术前已高度怀疑或明确有淋巴结转移的，就直接清扫腋窝淋巴结；如果术前没有怀疑有腋窝淋巴结转移的，一般先做前哨淋巴结（这是乳腺癌最容易转移的淋巴结）活检，如果最容易转移的前哨淋巴结没有转移，则其他腋窝淋巴结存在转移的概率很低，就不需要进行腋窝清扫；如果最容易转移的前哨淋巴结有转移，则进行彻底的腋窝淋巴结清扫。

　　这里我们来进一步了解一下什么是前哨淋巴结。首先，乳腺和上臂的淋巴液都会汇集到腋窝，再通过腋窝淋巴结流向颈根部的大静脉。腋窝淋巴结有 15～20 个，是上臂和乳腺淋巴液流回心脏的交通要道，因此乳腺癌也很容易首先转移到腋窝淋巴结。

　　早先的外科医生认为切除乳腺癌的同时应该切除腋窝淋巴结，可以达到尽量切除转移淋巴结的目的，这对于已经有腋窝淋巴结转移的患者而言，是有益的。随着医学的发展，乳腺科的医生们发现，腋窝淋巴结清扫得越干净，也就把腋窝这个淋巴液的交通要道破坏越多，术后出现上臂淋巴水肿的概率越大（30%～50%），给患者带来很多的痛苦，降低患者的生活质量。

　　另外，医生们还发现，对于已经有腋窝淋巴结转移的患者，腋窝清扫能带来延缓复发转移、延长生存期的好处，但对于没有腋窝淋巴结转移的患者，则并不能带来好处。因此，医生们提出了前哨淋巴结的概念，这个前哨淋巴结是乳腺癌最容易转移的淋巴结，用前哨淋巴结去预警是否有其他腋窝淋巴结转移。如果最容易转移的前哨淋巴结没有转移，那么腋窝其他淋巴结转移的可能性就非常低了。且仅做前哨淋巴结切除，则对腋窝这个淋巴液的交通要道破坏最小，切除的前哨淋巴结也不影响上臂的淋巴液回流，可以很好地预防上臂淋巴水肿的发生，也能降低肩关节功能障碍的发生率。

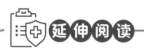

### 医生是怎么找到前哨淋巴结的

在手术前，医生会在乳晕后或肿块皮肤后注射蓝颜色的亚甲蓝或核素，术中在腋窝开个小口子，可以很方便地把蓝染或核素标记的前哨淋巴结给找出来，切除后送术中冰冻。由于亚甲蓝会通过血液进入小便排出，因此，很多注射过亚甲蓝的患者术后小便变蓝色，这是正常现象，对人体没有什么危害。

### 乳腺癌的原发灶手术

针对乳腺癌原发灶（就是乳腺部位的肿瘤灶）的手术有非常多的种类。创伤非常大的扩大根治术（需要把乳腺后方的胸大、小肌切除，甚至切除部分肋骨清扫内乳淋巴结）因导致严重的上肢功能障碍，没有改善患者的总预后，而被摒弃。目前主要分成 2 大类：切除术和重建术。切除术又可以分为保乳手术、全乳切除术、乳腺皮下腺体切除术，重建术可以分为假体重建和自体皮瓣重建（背阔肌或腹壁肌皮瓣）。根据是否应用腔镜手术，可以把乳腺癌的手术分为传统开放手术和微创腔镜手术。

1. 保留乳房的乳腺癌手术：也就是保乳术，顾名思义就是切除肿瘤及周围部分乳腺组织而保留大部分乳腺，保留乳房的基本外形。目前国际上公认，对于乳腺癌而言，是能保乳优先保乳原则。因为保乳＋放疗和全乳切除有一样的局部控制率。保乳的好处是乳房还在，能极大地改善患者术后心理健康。当然我们不能为保乳而保乳。保乳时，切干净（切缘阴性）第一，同时需要保证一定的美观度。肿瘤小、乳房大，肿瘤完整切除后，乳房基本上看不出大小变化，就很适合保乳。肿瘤大、乳房小，肿瘤切完后，乳房基本上就没有了，不适合保乳。如果肿瘤比较大，又想保乳，可以先新辅助治疗（先化疗或靶向治疗等），将肿瘤缩小后，再保乳。也就是说，大部分早期乳腺癌患者都不需要切除乳房。有些长在接近腋窝这一侧的乳腺癌甚至可以用腋窝小切口，在腔镜下切除乳腺癌，从而使乳房表面没有瘢痕，最大限度地达到保乳的美容效果。保乳的另外一个好处是，保留自体乳腺组织，在保证外形美观的同时，不影响手感和乳头乳晕区的感觉，乳房可以和健侧乳房一样随体重增加而增大，也可以随着减肥而缩小。

2. 全乳切除术：是切除整个乳腺包括乳头乳晕及部分皮肤，是比较经典的乳腺癌手术。这种术式的好处是能把整个乳腺切除，尤其适合累及广泛的导管原位癌，减少部分患者的局部复发率和需要放疗的概率，但在生存期方面和保乳术相比没有优势。对于不适合保乳，也不适合假体重建的患者，应该行全乳切除术。但是，这种术式一侧乳腺全部切除，术后会在胸壁留一条比较大的疤，非常影响美观。且这条疤会时时刻刻提醒患者：我是个乳腺癌患者，不利于术后的心理康复，很多患者都不敢和同伴外出旅游，也影响年轻女性的性生活质量。对于乳房比较大的患者，这种术式可能会导致身体的两侧不对称，影响姿势。此外，全乳切除并不能免除大部分人的放疗，这些患者可能因为有淋巴结转移，或肿瘤比较大，仍需要放疗。所以，现在如果有条件，应该尽量避免单侧的全乳切除。对于局部晚期乳腺癌，药物治疗无效的情况下，可以考虑全乳切除＋皮瓣转换修复皮肤缺损，改善患者的生活质量。

3. 乳腺皮下腺体切除术：这种术式切除整个乳腺组织，但保留乳头乳晕及全部或近全部乳腺皮肤。可以在乳腺下皱褶做切口或腋窝做切口（腔镜，切口更隐蔽）。乳腺皮下腺体切除也切除了整个乳腺组织，减少了局部复发率和患者对局部复发的担忧。由于保留了乳头乳晕，同时可以进行假体重建，甚至腋窝切口腔镜手术，最大限度地保留了乳腺的外形美观度。患者更易心理康复和回归社会，因此这种方法越来越多地被乳腺癌患者接受。

### 重建乳房的手术

对于乳腺皮下腺体切除的患者，可以行假体重建术。假体重建术也可以分成胸肌前和胸肌后，各有适合的情况。假体重建后，明显改善患者的心理健康，有利于患者回归家庭和社会。缺点是需要额外的费用和不随体重变化。

自体组织重建比较适合乳腺皮下腺体切除术。自体肌皮瓣重建适合全乳切除术后的患者，尤其适合延期重建的患者。在全乳切除术 2 年后如果没有复发转移的乳腺癌患者，可以考虑用背阔肌或腹壁肌皮瓣重建乳腺。好处是属于自体组织，重

建的乳腺会随体重变化而变化，缺点是手术创伤比较大，可能
需要多次手术。

综上所述，对于早期乳腺癌而言，能不全部切除乳房尽
量不全部切除，尽量保乳；如果需要全部切除，可以考虑皮下
腺体切除＋假体重建；如果行全乳切除，考虑后期美容问题，
可以自体组织重建。乳腺癌的手术方式选择，应在确保手术疗
效的前提下，尽量考虑美容和后期心理康复的需求。

（刘　俊）

## 二　乳腺癌的术后化疗

**她的故事**

### 关关难过关关过

我叫张桂芬（化名），今年61岁，是一名退休职工。
1981年参加工作以来，在岗位上兢兢业业奋斗了30年，
2011年正式退休开启人生的新篇章。

原先在单位，咱大小也是个领导，刚退休那会儿，
生活突然就没了重心，感觉每天都在混吃、等死，而我
又怎会允许自己这般虚度光阴？便拉着老伴儿一起报了
老年大学，他学书法，我学舞蹈。不瞒大伙儿说，一开
始真的是为了消磨时间，谁知道学着学着发现自己还挺
有"天赋"。逢年过节还要和舞蹈班的姐妹们一起参加社
区文艺汇演。

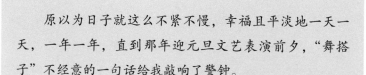

原以为日子就这么不紧不慢，幸福且平淡地一天一天，一年一年，直到那年迎元旦文艺表演前夕，"舞搭子"不经意的一句话给我敲响了警钟。

因为年纪大了，舞蹈服都是由姐妹们组"搭子"互相帮忙穿。一位老姐妹在帮我穿的时候，无意间说了句：张姐，你两边胸好像不一样大啊……不夸张地说，冷不丁的这句话犹如当头一棒，让我想到原先单位里有个女同志就是这样，后来确诊了乳腺癌。虽然在胸右边的位置是能摸到个肿块，可万一是火疖子，又说不定过几天就消下去了呢？我觉得自己不至于那么背运，想着过一阵子还没消的话，再去医院查查吧。

那天的演出服我记得很清楚，是一件紫色的丝绒旗袍，很漂亮。

那年过年早，元旦过后没多久就是春节。自打老二在新西兰定居，已经整整三年没回家了，所以对咱家而言，这个春节不同以往，一家人总算能整整齐齐！这不，赶在孩子们回来前，家里总得里里外外好好收拾收拾，该洗的洗，该擦的擦，该扔的扔。老伴儿高兴得那几天麻将都不去打了，两个人毕竟岁数大了，慢慢做呗。忙活了三四天，总算把家收拾利索了，还置办了好些个年货。累是真的，但想到孩子们拖家带口的都能回来，能一家人坐一块儿吃年夜饭，幸福也是真的。去医院检查的事儿也因此一拖再拖，我想好好过个年，也想让咱家好好过个年……俗话说不出十五都是年，出了十五年过完，而这个年并没有带走那个肿块。

正月十七清晨，我只身前往家附近的中心医院，接受了乳腺的常规检查。次日结果出来，看着医生紧皱的眉头，我的心一下子提到了嗓子眼儿。接过医生递来的报告，只见上面赫然写着"右乳内上象限肿块 2.5 cm，质中偏硬，未累及皮肤和胸肌。右腋下未及明显肿大淋巴结。"虽然已有心理准备，可真当拿到"一纸判决"，一时间内心仍然无法接受，就连说话都变得磕磕巴巴。接诊医生安慰道："不一定，也有可能是良性的，做个穿刺吧，以穿刺结果为准。有两个好消息，一个是影像上没有看到其他转移灶，另一个是你这个肿块是可以通过手术切除干净的。"

第二天，老伴儿担心我一个人会害怕，非得跟着一块儿来。整个穿刺过程还算顺利，其他倒是没什么，就是我俩眼睛都老花，单子上字太小了，戴眼镜看都费劲，楼上楼下跑了几趟冤枉路。

往常从医院走到家不过十几分钟，而这天，我们搀扶着，却不知不觉走了将近半个多小时……

"如果穿刺结果出来是'坏东西'怎么办？"我问。

"不管是'好东西'还是'坏东西'，我都会一直陪在你身边，无论发生什么，我们一起面对。"老伴儿说。

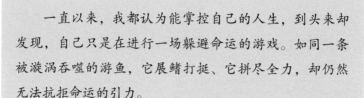

一直以来，我都认为能掌控自己的人生，到头来却发现，自己只是在进行一场躲避命运的游戏。如同一条被漩涡吞噬的游鱼，它展鳍打挺、它拼尽全力，却仍然无法抗拒命运的引力。

病理结果为"浸润性乳腺癌（三阴性）"，我挂了我们当地最好的乳腺外科专家门诊。详细看了片子后，专家建议做右乳全切。相比好好地活着，我似乎没有退路，没有过多的纠结和讨价还价，如果可以斩草除根，那唯一的方法一定只有手术。

入院前，老伴儿执意要带我去寺庙祈福，还求了一支上上签。

手术当天恰逢我的生日，晚上主任查房时还开玩笑说："老张，我送你的生日礼物一般人可给不了。今天的手术很成功，不仅都切干净了，手术过程中我们还帮你做了前哨淋巴结活检，有1枚宏转移。顺带着又做了右腋窝淋巴结清扫，清扫结果显示0/18，没有癌转移。但是术后还要通过化疗来维持，别担心，也别怕，慢慢都会好的。"

主任的心意我明白，她的一番话是想鼓励我，可当我得知术后还需要进行化疗，脑海里立马浮现出一个脸色憔悴、光头、佝偻小老太的形象。虽年过花甲，作为一个女人已不再完整，但难道活着的代价就是苟且吗？

自打得知术后要接受化疗，我内心的负担便十分沉重，有时翻看着手机里曾经排练演出的视频，都会忍不住掉眼泪。我终日都郁寡欢，老伴儿也是看在眼里急在心里，瞒着我偷偷挂了一个主任的特需门诊，寻求化疗以外的治疗方案。

此时因为我还没有出院，主任看到他先是一愣，在得知我的困扰后，门诊结束特地来到病房，耐心地和我讲解了其中的利害关系。原来化疗主要是清除可能的循环肿瘤细胞和骨髓等处的定植肿瘤细胞，减少和降低复发以及远处转移率，最终达到治愈的目的。目前化疗虽然有一些副作用，但经过辅助用药，很多副作用发生轻，能耐受，头发也能在化疗结束后重新长出来。

在重新认识化疗后，也在老伴儿的鼓励下，一个月后，我接受了标准化疗。同时，主管医师对化疗可能产生的副作用进行辅助用药，比如长效升白细胞针，止吐、抗过敏等治疗。正如主管医生所言，我在化疗期间仅有轻度的白细胞下降和食欲不振，顺利完成了所有阶段的化疗。

当然，这期间也多亏了家人、朋友的照顾。医生说我胃肠功能比较差，要多补充高蛋白食物，老伴儿就经常给我熬鱼汤。一起跳舞的姐妹们也时常发微信鼓励我，说等我康复了，还要一起跳舞，参加社区的压轴表演呢！

如今，手术已经过去五年了。"随访未见肿瘤复发转移"成为我每年最期待看到的一句话。

正如老话说的，"关关难过关关过"。活了大半辈子了，不论是单位的"女强人"，还是舞蹈队的"主力军"，我都在努力过好每一关。住院期间，我也结识了不少病友。许多姐妹都在我的影响下，报了老年大学，学舞蹈、学画画、学编织。等着我们的，是还有更多可能性的人生啊……

很多人如上面案例中的张姐一样，一提到化疗，脑海中很容易就联想到剧烈呕吐、吃不下饭、脱发、光头、精神萎靡不振的画面，甚至担心"化疗化疗，一化就了"。

的确，相对于其他治疗来说，化疗的副作用比较常见，有些比较严重。但我们也要看到它积极的治疗作用的一面，对某些类型的乳腺癌而言，化疗是最主要的治疗方法。化疗能延长大多数乳腺癌患者的生存时间，延缓复发转移。因此，对大多数的乳腺癌患者而言，化疗是必不可少的。

化疗是化学药物治疗的简称。大家知道，像乳腺癌这样的恶性肿瘤，往往表现为快速生长。而化疗是将化学药物通过静脉输入体内，利用化学药物阻断恶性肿瘤细胞的快速生长和繁殖，达到治疗恶性肿瘤的目的。由于体内血液系统细胞如白细胞、胃肠道的黏膜细胞、生成头发的细胞都是快速生长的细胞，因此化疗也会损害这些细胞的生长，引起白细胞下降、胃肠道不适、脱发等副作用。合适的辅助治疗，可减少化疗引起的副作用。

化疗在不同分期的乳腺癌以及不同治疗阶段中发挥的作

用也不一样。根治性手术后进行的化疗，简称辅助化疗，目的是针对潜在的转移病灶，期望能把手术不能清除的循环肿瘤细胞、在其他器官潜伏的癌细胞清除，有效防止复发、转移，提高治愈率；手术前化疗，又称新辅助化疗，可以使肿瘤缩小，提高手术切除率或保乳手术率，同时能评估化疗药物的敏感性，判断是否进行强化化疗等；对于已经复发或者转移的患者进行化疗，则是姑息化疗，目的是控制肿瘤生长，防治和延缓病情发展，延长生存期、提高生活质量。

大部分浸润性乳腺癌患者都需要术后化疗。化疗的重要性和乳腺癌的分子分型（见"病理报告解读"章节）有关。比如三阴性（ER、PR、HER-2都阴性）乳腺癌主要靠化疗。而其他类型的肿瘤除了化疗还可以内分泌治疗和靶向治疗。

### 哪些患者可以不化疗

可以不化疗的情况有：① 个别特别早期、没有淋巴结转移，预后非常好的 luminal A 型（指雌激素受体阳性，HER-2 阴性的浸润性乳腺癌），结合 21 基因检测判断是否可以免化疗。② 占比例非常小的非浸润癌（原位癌）和某些特殊癌，可以不化疗。③ 年龄特别大的，对化疗无法耐受的，可以考虑不化疗。

那么，为什么开刀都把肿瘤、淋巴结一起切除了还要化疗？其原因是：乳腺癌被认为是一种全身性疾病，在早期

（现有影像学检查手段未发现远处转移灶），血液中或骨髓中或其他部位脏器中就可能有癌细胞的存在，现有的影像技术手段无法发现这些癌细胞。当然，现在科学家们已经可以用一些细胞学甚至基因学检查发现血液中或骨髓中的癌细胞。这些癌细胞远离乳腺原发肿瘤和腋窝淋巴结，因此，在手术切除原发部位的肿瘤包括其引流区域的淋巴结后，我们仍需要全身的治疗，包括运用化疗来杀灭这些大概率存在的肿瘤细胞。通过使用化学治疗药物，经血液循环作用于全身绝大部分器官和组织中的癌细胞，达到杀灭癌细胞、延缓复发转移、延长生存期的目的。

下面说说患者和家属最关心的化疗的常见副作用及预防、注意事项。

### 白细胞降低

白细胞是人体的警察。当细菌或病毒进入人体时，白细胞会被动员起来，和入侵的细菌或病毒作战。由于白细胞也是快速生长的细胞，化疗很容易影响白细胞的生长，引起白细胞数量的减少和质量的下降。白细胞下降到一定程度，容易出现感染，人体会出现发热、咽喉疼痛等表现，也可出现更加严重的感染，如肺炎、尿路感染、脑炎等，甚至导致死亡。因此，化疗期间最需要注意的是检测白细胞计数水平，预防和针对性治疗白细胞数量的减少，避免白细胞降低太多，引起致死性感染。

可适当预防性使用升白细胞药物，口服或皮下注射，具体用什么药请咨询主诊医生。每周要复查血常规，检测白细胞水平；如出现发热、咽喉疼痛、口腔溃疡，则当天就去检测血

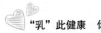

常规。红细胞和血小板计数也包含在血常规检查中，如果过低，应和主诊医生联系。

化疗期间应保证蛋白质和碳水化合物及各种营养物质的摄入，确保白细胞生成有足够的原料。化疗期间尽量保持口腔清洁，使用软毛牙刷，进食无刺激性饮食，多饮水以减轻药物对黏膜的刺激。如果出现口腔溃疡而致进食困难者，可使用含局麻药物含漱，止痛后再进食。

**特别提醒**

如果白细胞下降水平超过一半以上，建议去医院急诊处理。

### 掉头发

毛囊细胞也是人体快速生长的细胞，因此，化疗药物会损害毛囊细胞生长，从而引起脱发。脱发的程度与药物的种类和剂量、化疗时间长短、药物的联合使用等有关，并不是所有人都会掉头发到光头。而且化疗引起的脱发是暂时性的，在停止化疗1～2个月后还会再生，半年到一年后，通常会恢复到和以前一样，也可能比原来的头发更加浓密。

很多女性患者很害怕掉头发，特别是每天早上起床发现枕头上有很多脱落的头发，手一抓又掉一把，心里很不舒服。此外，头发变稀疏或光头后，觉得出门不能见人。

如果化疗后出现掉头发怎么办？一种建议是去买假发套，平时佩戴假发套。另一种办法是外出时使用头巾、帽子等饰品。如果对掉头发的过程感到很不舒服，可以找理发店把头发都剃光，避免枕头上、衣服上到处都是头发。此外，避免使用刺激性洗发液，选择性质温和的洗护用品和柔软的梳子梳头，以减少刺激。

### 胃口不佳、恶心呕吐

化疗期间，很多患者会出现胃肠道不适，因为消化道最里面的一层细胞是黏膜细胞，这层细胞也是快速生长的，易受到化疗的误伤。因此，化疗前医生一般会使用预防恶心、呕吐的药物来减少消化道的副作用。

此外，化疗期间也要注意配合饮食调整，进食高蛋白、高维生素、富营养、易消化的食物。胃口不佳时饮食可清淡一些，避免进食油炸、辛辣的食物。可少量多餐，进食总量尽量达到平时每日的总量。也可根据自己的饮食习惯，只要吃了没有什么不适，可以不用绝对忌口。在化疗期间，避免改变太多的饮食习惯，导致没胃口而进食不足。如果超过 3 天进食都很少，特别是水分少，应该到医院进行适当的补液。鼓励适当多喝水，有利于化疗药的排出，减轻副作用。

### 肝肾功能异常

肝脏、肾脏是人体的主要解毒排毒器官。化疗药物的代谢和排出也是主要依靠肝脏和肾脏。因此，化疗期间需要定期检查肝肾功能。出现肝功能明显异常时，需暂停化疗，予以保肝药物治疗，直至肝功能达到符合化疗要求。

化疗药物引起的肝毒性反应以急性的多见，停药配合护肝治疗后可恢复。同时保持良好的心态，注意卧床休息，避免劳累，适当进食富含维生素的水果，促进肝功能的恢复。化疗期间多饮水，促进药物代谢，尿量维持在 2 000 ml 以上，有助于肾功能的保护。

　　总之，尽管化疗会带来一定的副作用，但目前仍是抗肿瘤治疗重要手段，能带来生存上的获益。化疗前预防用药，化疗后积极监测，及时干预、调整治疗，可以尽量减少、减轻化疗的副作用。

（陈健华）

## 三　为什么还没开刀就要做化疗

**她的故事**

### 不幸中的万幸

　　王阿姨是一位中年妇女，50 岁，在 2016 年的时候意外发现左边乳房外侧有黄豆大小的包块，当时也没有在意。但后来，包块逐渐增大到占据乳房的大部分，王阿姨觉得不痛不痒，也不好意思去看病。拖到了 2017 年，王阿姨发现乳头变硬了，有时会"出水"，自行外敷中药后出现乳房皮肤肿胀。这时候她紧张了，做了几天的思想斗争后，她来到医院甲乳外科张主任门诊就诊。

　　张主任给王阿姨做了乳房检查后，发现左边乳房可摸到大约 5 cm 大小的包块，左边腋下也可摸到大约

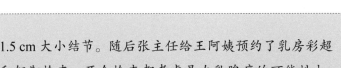

1.5 cm 大小结节。随后张主任给王阿姨预约了乳房彩超和钼靶检查。两个检查都考虑是左乳腺癌的可能性大，同时还有左侧腋窝淋巴结的转移，其他全身检查（包括腹部超声、胸部 CT、骨扫描）暂未发现有远处转移。

在第二次门诊就诊时，张主任说还是有机会手术的，但先要明确乳房包块的病理性质。之后王阿姨接受了左乳房和腋窝淋巴结的穿刺活检，出来的病理报告显示：左乳浸润性导管癌，左腋窝肿大淋巴结见癌细胞。鉴于王阿姨左乳房包块很大，马上手术并不是最好的选择，因此张主任和王阿姨及其女儿做了沟通：马上手术的缺点是开刀范围大、恢复时间长、术后对生活质量的影响也很明显。建议先做 2 个疗程化疗，如果肿瘤有缩小，则更有利于手术。

王阿姨和女儿经过考虑后接受了张主任的建议，采纳了张主任制定的 TEC 方案，化疗了 2 个周期。第一次化疗后，王阿姨自觉有些乏力、肌肉酸痛，但几天后就恢复了。到主任门诊随访，化验血常规发现白细胞有所降低（主任说是Ⅱ度），打了 2 针升白针后，再复查血常规白细胞就恢复正常了。而且王阿姨惊喜地发现，经过化疗，左乳房的肿块"缩掉了"，她也把这个好消息告诉了张主任。

第二次化疗后间隔了 2 周多，张主任给王阿姨复查了乳房彩超和胸部 CT。乳房彩超和胸部 CT 都显示左乳房肿块明显缩小，张主任告诉王阿姨：可以手术了。于是在术前评估完成的一周后，王阿姨接受了左边乳腺癌的改良根治术和淋巴结清扫术。

　　应该说手术前的化疗取得了预期的效果，王阿姨也顺利地进行了手术。不过根据病理报告，王阿姨还有很多任务没完成，包括手术后预防性的化疗、放疗和内分泌治疗，当然还有最重要的一点，就是定期复查。

　　看了王阿姨的故事，想来大家对为什么要进行手术前先化疗有了一个初步印象，那就是能够使乳房肿瘤缩小，手术更加顺利。不过还有些具体的细节问题大家还是会问，比如除了能使肿瘤缩小以外，手术前先化疗还有什么好处？哪些人适合手术前先化疗，哪些人不适合？化疗一般做几个疗程再手术……下面就一起来了解一下。

　　手术前做的化疗，我们一般称之为新辅助化疗。刚才我们通过王阿姨的故事看到新辅助化疗能使肿瘤缩小，不仅能缩小手术范围，便于外科医生更好地进行根治手术，而且还能够将不适合保乳的患者转变成适合保乳手术者，并减少术后并发症的发生。此外，新辅助化疗还可以消灭存在于血液中的看不到的微小转移病灶，对提高患者的长期生存率也是非常有帮助的。通过手术后的病理切片报告，还有助于主管医生判断术前制定的新辅助化疗方案是否有效。比如病理报告显示肿瘤坏死比例非常高，达到了主要病理反应（MPR，是指通过新辅助化疗后显微镜下残留的肿瘤细胞 ≤ 10%）或完全病理反应（PCR，是指通过新辅助化疗后显微镜下找不到肿瘤细胞了），提示手术前化疗方案的效果非常好，那术后可以继续应用该化疗方案作为预防性化疗（也称为辅助化疗）。反之，如果术前化疗方案的效果不是很理想，那术后也可以更换化疗方案完成辅助化疗。

不过手术前化疗也可能存在一些不足之处，比如可能有大约 20% 的患者对手术前化疗的药物不敏感，表现为肿块没有缩小或反而有所增大。这时候就需要及时更改化疗方案了，或者需要联合其他治疗方式，包括同步放化疗以及联合靶向治疗（需要提前进行基因检测，$HER-2$ 表达阳性的患者才可以联合靶向治疗）等。

符合下列这些情况的患者是需要做新辅助化疗的，包括：初诊时局部肿块直径大于 5 cm 的患者；经过 B 超、CT 等影像学及淋巴结穿刺活检提示伴有腋窝淋巴结转移的患者；乳腺穿刺活检的标本 $HER-2$ 免疫组化或 FISH 表达阳性的患者；三阴性（即 ER、PR 及 $HER-2$ 免疫组化表达均为阴性）且肿块直径 > 2 cm 的乳腺癌的患者；有保乳要求，但直接手术难以保乳的患者。之所以这些患者可以或需要做新辅助化疗，我们通过上一个问题的解答已经非常清楚了，无外乎是考虑到降期（分期越低越好）手术、降期保乳、降期保腋窝淋巴结和药物敏感性判断（"三降一敏"）四方面。

有些患者知道新辅助化疗的好处后，会要求医生先做化疗，然后再做手术，但是这类患者其实并不适合做新辅助化疗甚至不符合做化疗（包括姑息性化疗）的条件。例如化疗前检查发现已经有广泛或远处转移，而不适手术切除的患者；只做了乳腺肿块的细针穿刺，病理报告仅提示有异形细胞，而没有明确的病理学诊断（例如浸润性导管癌，还需要包括还包括 ER、PR、*HER-2* 及 Ki-67 等免疫组织化学指标）的患者；年龄较大、体质虚弱且伴有严重心肺等脏器病变的患者，可能无法耐受化疗；妊娠早期的妇女，因为她们不符合新辅助化疗的目的或存在化疗的禁忌证。这些患者只能采用其他治疗方式，例如放疗等局部治疗、内分泌治疗甚至对症支持治疗。

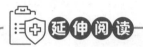

### 化疗前要做什么准备工作

对于第一次做化疗的患者，在治疗前需要通过乳腺彩超、胸部 CT、上腹部、头部增强 CT 或 MRI 及全身骨显像等检查充分评估局部肿瘤及有无全身转移。并通过血常规、生化常规、心电图、心超等检查评估心、肝、肾和骨髓功能，以明确是否适合做化疗和 / 或抗 *HER-2* 靶向治疗。

前哨淋巴结活检是一种外科手术操作，主要目的是明确乳腺癌是否已扩散到淋巴系统。前哨淋巴结是乳腺癌肿瘤细胞进入淋巴系统时要经过的前几个淋巴结，好比是一个"哨卡"，如果前哨淋巴结活检没有发现肿瘤，之后的手术无须切除更多其他淋巴结，如果前哨淋巴结活检发现有肿瘤转移，则医生可能会切除更多的淋巴结，以减少淋巴转移的机会，所以最好在首次化疗前完成前哨淋巴结的活检。也可以行淋巴结穿刺活检。

刚才提到了新辅助化疗的四个目的，即"三降一敏"，其中"三降"是新辅助化疗最主要的三个目的，而"一敏"其实是附带的，所以以"三降"为目的的患者是新辅助化疗的必选人群。而以"一敏"为目的的患者，是新辅助化疗的优选人群，她们选择先化疗或先手术都是可以的。先化疗的患者可以测试药物敏感性，但也有延误局部治疗的时机的风险。

这里所说的化疗不是单指化疗药物（主要是紫杉醇类药物，还有阿霉素类以及环磷酰胺等），针对 HER-2 免疫组化或 FISH 表达阳性的患者还需要联合抗 HER-2 的靶向治疗（包括曲妥珠单抗，或联合帕妥珠单抗，也就是我们经常说的"妥妥双靶"，是新辅助化疗优选的靶向联合治疗方案），而针对 HER-2 阴性（包括三阴性）的患者，一般会选择阿霉素类、紫杉醇类药物、环磷酰胺及铂类的联合或序贯治疗作为基本化疗方案。

一些医生为了减轻化疗的副作用和使用的便利性，往往会用白蛋白紫杉醇替代普通紫杉醇。至于是否可以联合免疫治疗（PD-1），虽然目前没有获批适应证，但在三阴性乳腺癌中化疗联合免疫治疗可使完全缓解率（pCR）提高 13.6%，3 年无事件生存率（EFS）提高 7.7%，这种联合用药也是今后新辅助治疗努力的方向。

关于治疗究竟需要多长才可手术，目前没有具体的规定，但至少需要完成 2 个疗程后拍片（包括上一个问题中所提到的检查手段）进行疗效评估。对肿块消失或明显缩小的患者，可以按计划完成既定 6 个或 8 个疗程的治疗，那么手术后就可以不再化疗了。但 HER-2 阳性的患者需要完成一年的抗

HER-2 的靶向治疗，ER 和 / 或 PR 阳性的患者接下来需要完成数年的内分泌治疗。如果患者化疗效果不错，但觉得连续化疗吃不消的话，也可以先做手术，等术后恢复后，再完成剩余的化疗。如果化疗后肿瘤缩小不明显，但经过医生评估还是可以手术的，则应尽早进行外科手术治疗，避免无效治疗而导致肿瘤进展。

**特别提醒**

手术前化疗后疾病进展且不能手术的患者，建议看多学科治疗（MDT）门诊，由乳腺外科、肿瘤内科、放疗科和影像科等专科医生共同讨论后决定后续全身治疗和 / 或局部治疗措施，一般会出具一份比较详细的个体化治疗报告供患者参考。

至于化疗后如何评估疗效，原则上是每周期都应对乳腺原发肿瘤进行评估，包括如体格检查和 B 超评价肿瘤大小，必要时每 2 个疗程还可通过乳腺 MRI 进行评估，一般是采用同一检查手段测量肿块的最长直径进行前后比较，缩小超过 30% 的，则疗效评价为部分缓解（PR），增大超过 20% 的，则疗效评价为疾病进展（PD）。另外，在手术前还应进行一次全身评估，以排除远处转移的可能性。

化疗中，患者经常会听到医生讲"pCR"。pCR，是指病理上的完全缓解，但目前还没有统一的定义，目前的观点认为 pCR 只能反映新辅助化疗后乳腺原发病灶和腋窝淋巴结的疗效，并不能代表全身治疗的效果，所以不能作为远期获益的指标。但对于三阴性或 *HER-2* 阳性 /HR 受体阴性等恶性程度较高的乳腺癌，如果通过新辅助化疗获得了 pCR，则该类患者有可能获得较好的无复发生存期（DFS）或总生存期（OS）。

新辅助化疗后达到 pCR 的患者原则上与非 pCR 患者的后续治疗是稍有不同的。pCR 患者化疗的疗效更好，复发的风险更低，更有机会取得生存的获益。非 pCR 患者在术后需要考虑是否进行强化化疗。

（蔡　讯）

### 化疗足疗程，肿块检查不见了，是否可以不手术

经过了足疗程的化疗，拍片显示肿块不见了，也就是说新辅助治疗实现了临床完全缓解（cCR），但是我们没有办法排除是否还存在残余的肿瘤。因为体格检查或影像学检查（包括乳腺钼靶、超声或 MRI 等）测定的肿瘤大小与最终病理切片检查测定的肿瘤大小或有无残余之间没有明确关联。换句话说，也就是临床达到 cCR 了，手术后的病理切片中可能还存在肿瘤细胞。因此即使通过化疗实现了 cCR，但我们仍需要通过标准的手术以达到根治的目的，同时评估是否达到病理完全缓解（pCR，是指通过新辅助化疗后显微镜下找不到肿瘤细胞了）。

**特别提醒**

有一种化疗时的急性副作用——过敏反应,需要大家重视。常见于紫杉类药物的使用过程中,包括紫杉醇和多西他赛。通常在输液开始后的10分钟内发生,轻者表现为发冷寒战、面部潮红、皮疹、呼吸急促等症状,较重者可有喉头痉挛、血压降低、大小便失禁等表现。家属或邻床患友若发现时,应该立即呼叫护士和医生,及时进行救治。

### 四 围化疗期中心静脉置管者应该注意什么

进行化疗前,医生一般都会征求患者的意见,建议行中心静脉置管。这就是我们常说的——PICC(经外周插管的中心静脉导管)、PORT(植入式输液港),那么为什么医生要作出这样的建议呢?

化疗药在对肿瘤细胞杀伤的同时,对我们人体的正常组织也有一定的影响,这就是化疗药的副作用。化疗药在通过静脉滴注的过程中,会对血管壁产生较强的刺激。如果使用留置针化疗的话,化疗药对静脉壁的刺激会让患者感到疼痛,出现静脉炎等副作用。再严重一点的情况呢,化疗药渗出到周围组织,就会出现诸如组织坏死等较严重的后果,这时处理起来就非常麻烦。而中心静脉置管是将静脉导管插入至心脏的大静脉处,大静脉的血流速度很快,可以迅速冲稀化疗药物,也就能避免上述的情况。

　　PICC置管后外露导管需要防止穿刺点局部感染和导管移位等情况。患者可以进行一般的家务和活动，比如洗碗、扫地、煮饭等；不可以用置管侧的手臂拎举5千克以上的重物、打球、抱小孩、测血压等。只能淋浴，不可盆浴和泡澡；淋浴前还需用保鲜膜将置管处皮肤缠绕2～3圈，上下边缘多缠3～5 cm，再在保鲜膜外缠上毛巾，以保持置管处干燥。如果觉得烦琐，也可以购买专门的PICC置管防水套袖。淋浴后记得检查贴膜有没有浸湿。睡觉时，注意不要压迫穿刺侧肢体。更换衣物时，防止牵拉导管，穿衣时先穿置管侧衣袖，再穿健

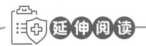

延伸阅读

### PICC导管的观察和维护

　　1. 常规PICC导管维护需要至少每7天进行一次维护，直到拔管。

　　2. 平时注意观察穿刺点有无渗血、渗液、分泌物，周围皮肤有无发红、肿胀、疼痛、水疱、皮肤破溃等情况。一旦发现，要及时返院处理。

　　3. 如果局部起皮疹，可能是因为潮湿、过敏、自身抵抗力差，可使用透气性强的敷料。

　　4. 要警惕血栓的发生。常见表现为：肩部、颈部、胸部水肿和外周静脉充盈，置管侧手臂肿胀、疼痛，臂围增粗，颈部和肢体运动困难等，平时在家可适当进行穿刺侧手臂活动，也可使用握力球挤压肌肉群，增加血液循环。

　　5. 如果出现导管外移或脱出、断裂等，也要及时就医。

侧衣袖，脱衣时，先脱健侧衣袖后脱置管侧衣袖。

PORT 埋植于皮下，目前开展的部位有胸壁和手臂，相对不易移位和局部感染。植入后，患者可以进行一般的家务和活动，比如洗碗、扫地、煮饭等。可以正常沐浴。在治疗间歇期，它的维护时间可延长至 28 天。植入手臂港 PORT 的，睡觉时注意不要压迫穿刺侧肢体；不能用置管侧的手臂拎举 5 千克以上的重物、打球、抱小孩、测血压等；也需要进行防止血栓的处理（见 PICC 部分内容）。

最后，总结一个顺口溜给大家：看管看肤看敷贴，导管异常回医院，脉冲正压要牢记，日常活动照进行，CT、核磁耐高压，天天关心身上管，指腕肘肩动起来，7 天（28 天）维护不要忘。

（赵　钧）

## 五　什么是内分泌治疗

**她的故事**

### 平安不平安

我叫易平安，32 岁，四川成都人。爸妈给我取名平安，是寄托着家人的祝福和期许。可遗憾的是，期许终究只是期许而已。

28 岁那年我确诊了乳腺癌。纠结再三，我还是将这件事告诉了交往 3 年，即将领证的男友。结果换来他留下的三万元钱和一封信……

那时他每个月工资到手不过 3 500 元，这几年他的所有存款加起来也就这些。在这个谈癌色变的时代，虽然难过，但我理解。现实生活中哪儿有那么多的不离不弃呢？夫妻本是同林鸟，大难临头还各自飞，更何况我们还不是夫妻。站在他的角度想，这也算是他的及时止损吧。只是他没必要突然跑路，因为我自己会走……

爸妈通过朋友托关系，多方辗转，终于带我找到了省肿瘤专科医院乳腺领域很有名的大专家。老教授看了我的片子后建议是右侧乳房全切，可我才 28 岁啊！我的人生才刚开始……我不死心，又带着片子一连跑了好几家医院，看了多个专家，可结果都是一样。看来想要好好活着，右边的乳房无论如何都保不住了，可那样残缺的我，又如何能好好地活着？不愿接受，却又不得不向命运妥协……

单位领导得知后，通过工会为我发起了募捐，凑了将近五万元钱。五万元放在现在也不是一笔小数，更何况那是 2004 年。

术后的一个多月里，我们家都笼罩在我"残缺"的阴霾中。妈妈经常和我说："人活着就得有盼头，而你就是我和你爸的盼头啊！"爸爸不善于表达，但他知道我不敢照镜子，便偷偷把家里的大镜子盖了起来，就连衣柜上内嵌的全身镜也拿衣服遮挡得严严实实。其实我一直都想告诉他们，他们二老也是我的盼头啊！

　　时间，是疗愈一切创伤最好的良药，既然活着，日子终究还是得过下去。渐渐地我开始微笑、开始尝试、开始接受、开始习惯、开始重新开始。走出家门才发现，夕阳下，路边那片迎风起舞的芦苇，真的好美！

　　术后复查时，专家告知病理结果为 T2N1M0，ER 阳性，HER-2 阴性，肿瘤类型比较好，有很大可能达到治愈。为了降低复发和转移的概率，建议进行常规化疗＋内分泌治疗。

　　原来手术并不是一劳永逸，转念一想也对，毕竟我得的是乳腺癌，是癌啊！想到这儿鼻子不由得一酸。专家说化疗其实就是输液，不用害怕。但是副作用除了恶心、没胃口之外，头发可能会掉光。不过也不用担心，头发还会慢慢长出来，而内分泌治疗就是每天口服药物，也不用紧张，主要是通过药物抑制体内雌激素水平达到抗肿瘤治疗目的，特点是没什么特别明显的副作用。值得一提的是由于我病理 ER 阳性，所以专家认为我化疗＋内分泌治疗效果会比较理想。

　　回到家我把自己关在房间里许久，想了很多，也想明白了，婚姻、爱情不过是过眼云烟，余生只为自己、为爸妈而活。与其到时候头发掉得到处都是，不如直接剃了来得干净。脑海里闪过妈妈的那句"你就是我和你爸的盼头啊"，便有了走进理发店让"托尼"剃光头的勇气。

站在镜子前，看着镜子里那张陌生而又熟悉的脸，觉得自己光头的样子真的好搞笑。一直认为自己是个相对理性的人，也懂得许多道理，尽管提前做了自我心理建设，可笑着笑着眼泪就掉下来了……

　　化疗持续了半年后，头发已经慢慢长出来了，专家说仅需继续口服内分泌药物即可。为了爸妈，也为了自己，我每天按时按量服用内分泌治疗药物。刚开始月经有点不规律，服药半年后也就正常了。查了子宫内膜，也没有增厚。慢慢地，我的脸上的笑容多了，爸妈满是皱纹的脸上笑容也多了。我也早已回归到正常生活和工作。

　　时间来到2010年3月，我严格按照专家的要求定期复查，各种化验指标都在正常范围内，影像报告未见任何异常。专家进行充分评估后，认为我的乳腺癌，已经治愈了！陪伴了我5年的内分泌药物也可以离我而去了，以后只要定期复查就行了，可以结婚生小孩。

　　听了专家的话后，爸妈脸上的笑容更多了，皱纹似乎都少了好多。

　　"医生，您说我需要内分泌治疗，我已经化疗了为什么还要内分泌治疗啊？是不是要到内分泌科去治疗啊？"这种在门诊中常见的问题，相信大家已经在上面的故事里看到了答案。

乳腺癌的内分泌治疗是乳腺癌综合治疗中重要的一种方法，主要针对雌激素和雌激素受体。由于雌激素是人体内分泌系统产生的一种重要激素，因此，针对雌激素和雌激素受体治疗的方法，被称为内分泌治疗。这并不是常规意义上患者的内分泌系统出了问题，因此并不归内分泌科。乳腺癌的内分泌治疗主要由乳腺外科或肿瘤科医生实施，主要针对雌激素受体（ER）阳性的乳腺癌。

从前面的章节可以了解到，乳腺癌有多种不同类型。其中有一种癌细胞上雌激素受体（ER）阳性，被称为腔内型或luminal 型。这种乳腺癌占据了乳腺癌的一半以上。由于腔内型乳腺癌细胞上表达 ER，人体的雌激素会和乳腺癌细胞上的ER 结合，激活乳腺癌细胞内的信号通路，从而促进乳腺癌细胞的生长、增殖。科学家们发现这个促进乳腺癌生长的通路后，就开始设计阻断这个通路的治疗策略，结果发现的确能够抑制腔内型乳腺癌细胞的生长，延长患者的生存，改善患者的生活质量。在近三十年里，各种针对雌激素和雌激素受体的乳腺癌内分泌治疗措施被开发出来，并逐渐成熟，药物品种越来越多，疗效也越来越好。从这里也可以看出，如果乳腺癌细胞上不表达 ER，也就是 ER 阴性，那么阻断雌激素和雌激素受体结合的内分泌治疗就没什么效果了。因此，ER 阴性的乳腺癌患者是不需要进行内分泌治疗的。

乳腺内分泌治疗主要针对的是雌激素和雌激素受体以及它们之间的结合。这些药物有：① 雌激素类似药，如三苯氧胺、托瑞米芬。这类药能和雌激素受体结合，通过和雌激素竞争雌激素受体，从而阻断雌激素和雌激素受体的结合，起到控制乳腺癌的目的。绝经前和绝经后都能应用，都有一定效果。② 芳香化酶抑制剂，常用的有来曲唑、阿那曲唑、依西美坦。主要用于绝经后或进行卵巢功能抑制后。这时雌激素主要在肾上腺内，由雄激素通过芳香化酶的作用转化而来。应用芳香化酶抑制剂能够抑制雄激素转化成雌激素的能力，进而降低体内雌激素的水平。③ 卵巢功能抑制剂（促性腺激素释放激素类似物），常用的有亮丙瑞林、戈舍瑞林、达菲林等。绝经前的雌激素主要在卵巢中产生，因此，抑制卵巢功能的药物能够大幅度降低绝经前女性体内的雌激素水平，从而达到治疗乳腺

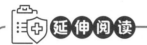

### 内分泌治疗除了药物，还有其他方法吗

在内分泌药物还没研发成熟时，医学家们考虑到雌激素主要由卵巢产生，因此就想到针对卵巢进行治疗。最早的方法是通过手术的方法将双侧卵巢进行切除（手术去势），结果发现的确能够给乳腺癌患者带来一定的治疗效果，延长了生存期。随后，发现能用放疗的方法照射卵巢（放疗去势），达到和手术切除卵巢类似的抗乳腺癌的效果。因此，这两种卵巢去势的方法风靡过一段时间。

但由于手术和放疗去势都会带来不可逆的卵巢功能丧失和周围脏器损伤，更由于抑制卵巢功能的药物研发成功，目前这两种方式已很少用，仅作为部分无生育需求的绝经前 ER 阳性乳腺癌患者的可选方案之一。

癌的目的。④ 雌激素受体下调剂，主要的药物有氟维司群等。顾名思义，这类药是把体内的雌激素受体进行降解下调，这时即使有雌激素，也没地方结合了。

乳腺癌内分泌治疗的药物副作用相对比较轻。但仍需要注意以下几方面。

1. **雌激素类似药**：如他莫昔芬等，有部分雌激素样的作用，可能引起子宫内膜增厚，增加子宫内膜癌的发生率。因此，在使用这类药物时，还需要定期妇科超声检查，观察子宫内膜厚度。如果反复检查发现子宫内膜厚度超过 10 mm，应该警惕，考虑更换内分泌药物。这类药的另外一个副作用是增加骨密度，因此对于严重骨质疏松的乳腺癌患者，可以考虑用这类药。

2. **芳香化酶抑制剂**：如来曲唑、阿那曲唑等。这类药用在雌激素水平比较低的绝经后妇女，使雌激素水平进一步降低。我们知道绝经后妇女容易出现骨质疏松，用了芳香化酶抑制剂后更易出现骨质疏松或使原来已有的骨质疏松加重。因此，在使用时需要定期评估骨密度，并适当补充钙和维生素 D，鼓励晒太阳。如果已经有重度骨质疏松，则在补钙的基础上，可以适当使用双膦酸盐等药物。使用双膦酸盐等药物时，也需要补钙。如果骨质疏松特别严重，建议更换成雌激素类似药。

3. **卵巢功能抑制剂**：如戈舍瑞林等。这类药是在绝经前降低雌激素水平。除了可能引起骨质疏松外，还会引起提前绝经的一些早衰症状。因此，除了适当补钙外，可以增加运动、调整心态等方法改善提前出现的更年期表现。

### 年轻患者可以用卵巢功能抑制剂吗

卵巢功能抑制剂又称卵巢功能保护剂，在停药后卵巢功能会有所恢复。这好比铁树，在冬天来之前要包起来，等春暖花开时再放开，就可以复苏。因此，非常年轻的女性使用卵巢功能保护剂，不用特别担心会早早进入绝经期。对于有生育需求的女性，也是可以在诊断为乳腺癌时使用卵巢功能抑制剂的。只要等复发转移高峰期过后，停止这类药物的使用，卵巢功能恢复后，就可以怀孕。

（陈健华）

## 六 靶向治疗怎么做

靶向治疗是将靶向药物（像子弹或箭），打到靶点（像打靶时画有圈圈的靶标）上，然后起到治疗乳腺癌的作用。这种方法由于能够针对靶点进行治疗，针对性强，因此其疗效比较好，且没有靶点的其他人体组织器官不会受到攻击，相对副作用比较少。

乳腺癌目前靶向治疗的靶点是 *HER-2* 这个基因。这个基因出现蛋白表达的增加或本身基因出现扩增时，其后续的通路异常激活，促进了乳腺癌细胞的生长和增殖。那么，我

们应用针对 *HER-2* 的靶向药物，能够阻断 *HER-2* 的异常激活，从而达到控制乳腺癌的目的。临床实践提示靶向治疗可以逆转 *HER-2* 阳性（异常激活）带来的不良预后，极大地提高 *HER-2* 阳性患者的无病生存期和总生存期。

围手术期的靶向治疗一般是一年，对于高危患者，可以考虑适当延长或强化靶向治疗。而晚期乳腺癌的靶向治疗是用到疾病进展后或不能耐受副作用时更换药物。

目前针对乳腺癌的靶向药物主要有三类。

1. 大分子抗体类：主要有曲妥珠单抗和帕妥珠单抗。乳腺癌术前新辅助治疗时一般用双靶（曲妥珠单抗＋帕妥珠单抗），而术后则根据复发风险选择单靶（曲妥珠单抗）或是双靶。这类药的副作用主要是有一定的心脏毒性，需要注意心功能情况，在使用期间应定期复查心超和心电图。不建议和蒽环类的化疗药物同期使用。

2. 小分子酪氨酸激酶抑制剂（TKI）：这类药是口服的，常见的有拉帕替尼、吡咯替尼等。这类药的副作用主要是腹泻、皮肤反应，也有白细胞降低等情况。如果腹泻明显，可以使用止泻药，或者减少用药的剂量。具体建议咨询主诊医师。

3. 抗体药物偶联药物（antibody-drug conjugate，简称 ADC 药物）：这种方式是通过一个化学链将具有生物活性的小分子药物（通常为化疗药物）链接到抗体上，抗体作为带靶头的载体将小分子药物靶向运输到肿瘤细胞中，发挥抗肿瘤作用。目前针对 *HER-2* 靶点的常见药物有 T-DM1、DS8201 等。此类药物的一个特点是除了对 *HER-2* 阳性患者有效，对

*HER-2* 低表达患者也能发挥作用；针对 TROP2 靶点的 ADC 药物也已有上市。

（陈健华）

## 七 需要放疗吗

放疗是通过射线杀死肿瘤细胞的。射线是由电流激发出来的，机器不开动，就没有射线了。放疗之后，患者身上不会带有射线，因此对周围人没有任何影响。随着现代影像技术的不断发展，放疗已经进入了精准放疗的时代，放疗的精度可以达到亚毫米级别。专业的物理师通过电脑计算设计放疗的剂量及照射角度，可以确保射线精确地照射在需要治疗的区域，有效地避开正常组织，尽量减少对正常组织器官的损伤。

当然任何治疗都是有一定副作用的，放疗也不例外。对于乳腺癌患者来说，常见的副作用是皮肤的反应，可能会出现发红、瘙痒，严重时会出现破溃伴疼痛。另外少数可能会发生上肢水肿、放射性肺炎和心脏的损伤。应当说明，这些副作用大部分是可逆的，皮肤损伤经过药物治疗，短期内也会痊愈，不需要特别担心。

放疗不同于化疗，放疗一般只需要一个疗程，疗程的长短需要根据病情制定不同的放疗计划而决定。一般乳腺癌术后放疗的疗程时间大概 4～6 周，周一到周五，每天一次，每次治疗时间大约 10 分钟。

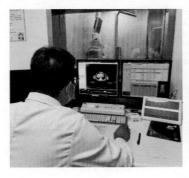
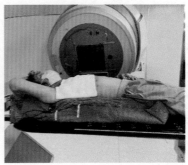

放疗定位 　　　　　　　　　放射治疗中

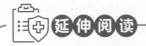

## 放疗过程需要经过哪几个步骤

**第一步：预约放疗**

患者和家属到放疗科门诊找医生预定放疗的方法和时间，建议尽量带齐所有病史资料和影像材料（胶片、光盘等）。如果患者既往已经接受过放疗，还需要带齐之前做放疗的详细的放疗记录。根据患者的病史、体检、影像学资料，放疗科医生会和患者及家属确定是否需要放疗、是否能放疗、明确放疗的目的、预计放疗准备达到的效果、估计放疗照射的大致范围，并确定使用哪种放疗技术（三维适形放疗、调强放疗还是立体定向放疗）。此外，放疗科医生会登记患者信息，和患者预约放疗时间。

**第二步：照射部位的确定**

放疗科医生在门诊时基本确定了乳腺癌的照射范围，

比如全乳＋腋窝淋巴结区域放疗。为了确保每次都精准地照射预定的肿瘤病灶部位，减少照射部位的偏差，要尽量在每次放疗时保持同样的体位。医生会将患者照射部位及周围的影像信息输入电脑中，以便放疗的机器能定位到所需要照射的部位。那么，怎么才能做到精准照射呢？这就需要固定体位、模拟定位和勾画靶区。

固定体位：放疗前需要对患者进行体位固定。一般都是平卧，患侧上肢上举放到头顶。然后使用一些固定材料，将患者的这个体位基本固定下来。固定的材料包括特殊材料制作的、铺在患者身体下面的垫子（真空垫）和覆盖在体表的固定膜（体膜）等。体位固定的原则是确保每次放疗的重复性好、患者的舒适度好。

模拟定位：患者体位固定好后，在定位CT上扫描，从而对身体进行三维的影像显示。这个步骤中，医生会在患者的体表皮肤或固定用的器具（真空垫或体膜）上画各种标志线。患者体表的画线，是确保身体和固定器具等之间进行再次定位固定的重要标志。

勾画靶区：靶区分为肿瘤靶区和正常组织靶区。肿瘤靶区就是高能射线需要照射的肿瘤区域，正常组织靶区是需要保护的正常机体脏器。这一步是放射治疗最复杂、最关键的步骤，也是决定放疗质量的根本步骤。放疗医生使用放疗专用TPS软件，在模拟定位过程扫描的CT上逐层勾画患者轮廓、肿瘤靶区和正常组织的靶区。

第三步：医生确定放疗计划

在进行靶区的确定后，放疗医生会进行每一靶区的辐射剂量的确定（就是剂量处方），然后物理师在专用的电脑工作站上模拟出来计算，设计放疗计划（TPS 设计）。设计好的放疗计划，还需要进行照射位置的验证和照射剂量的验证。确保需要照射的部位得到很好的照射。

好的计划能使需要照射的部位接受尽可能高的放疗剂量，从而加大对肿瘤的杀灭，减少乳腺癌的复发；同时要保护正常组织，让其接受的放疗剂量尽可能低，从而更好地避免正常组织的损伤。

第四步：放疗实施

做好放疗计划后，医生会和患者约定放疗的具体时间。患者按照约定的时间到约定的地点，等待放疗。建议到了以后和医生说一下，医生会安排患者进行放疗的实施。第一次放疗由放疗医生、物理师及治疗师共同参与，后面每次由治疗师负责实施。治疗结束后，患者一般没什么大的不适，可以直接回家。

治疗过程中，患者每周至少要到门诊就诊一次，向医生反映病情变化，有助于医生及时处理放疗期间出现的一些情况。

第五步：放疗结束后的随访

放射治疗后，会有一个 1～2 个月的康复期。医生会交代复查的时间，进行随访观察。

以下乳腺癌患者需要接受放疗：① 保乳术后患者。一般认为，单纯的保乳手术的局部复发率高于全乳切除术，而保乳加上放疗，其局部复发率和全乳切除术基本等同。因此，保乳术后的大部分患者是需要进行放疗的。② 有腋窝淋巴结转移或局部乳腺癌比较大的乳腺癌术后患者。这种患者术后出现胸壁肿瘤复发或腋窝肿瘤复发的风险比较高，因此，也建议进行预防性放疗。③ 乳腺癌远处转移灶。对于乳腺癌发生转移的

**特|别|提|醒**

放疗期间需要注意以下事项。

1. **饮食**：一般不需要特别的饮食调整。保持正常健康饮食，避免进食过于辛辣刺激的食物，多食用新鲜的蔬菜水果，适当补充动植物蛋白。

2. **洗澡**：为了确保每次放疗的体位的一致性，患者胸壁一般都画了标记线，正常洗澡会导致划线变淡甚至消失，影响治疗。另外，经常接触水，会加重放疗区域的皮肤不良反应。因此，放疗期间尽量减少洗澡次数，洗澡时可以用保鲜膜将放疗区域的皮肤包裹，避免沾水，更不能用力揉搓。放疗结束后两周内也要防止放疗区域皮肤碰水。

3. **局部皮肤保护**：建议患者穿着宽松的衣服，保持放疗区域皮肤干燥通风。如果出现皮肤红肿、溃疡，建议在放疗医生的指导下适当局部用药。

4. **运动**：保持适当的运动量，从事力所能及的锻炼，保证体力的康复。

患者，放疗往往也是重要的治疗手段之一，尤其对于骨转移及脑转移患者，放疗可以有效地控制转移病灶，能显著减轻患者的疼痛。

不建议放疗的情况主要有两种：① 预计放疗不能延长生存、减少局部复发、改善生活质量的，则不需要进行放疗。比如进行全乳切除的没有淋巴结转移的小乳腺癌。比如保乳术后病理为 T1-2 的，淋巴结阴性的，大于 70 岁的并接受内分泌治疗的乳腺癌患者。② 严重的心、肝、肾等重要器官功能损伤，合并严重的感染未控制者；肿瘤晚期已出现广泛转移，放射治疗不能改善症状者；近期曾做过放射治疗，皮肤或局部组织纤维化，皮肤溃疡病理证实阴性，不能再行放射治疗。

对于是否放疗，能否放疗，具体可以咨询放疗专科医生。

（张铁宁）

第七章

# "肿"要知道：
# 基因检测

## 一 靶向治疗有关的 *HER-2* 基因检测

乳腺癌的发生发展与基因的变化有关，这些变化可以是基因的突变、基因的插入或缺失和基因的扩增等。在这一章里，我们一起来了解一下目前临床上常规开展，并影响乳腺癌治疗选择的一些基因检测。

*HER-2*，又称"人类表皮生长因子受体2"，是目前乳腺癌治疗中非常重要的生物标志物之一。前文我们已经多次提到 *HER-2*，这里再做详细介绍。

*HER-2* 的主要临床意义是：① *HER-2* 阳性（或称为高表达）的乳腺癌的恶性程度高于 *HER-2* 阴性（或称无表达和低表达），且更易出现复发转移，总生存期更短。② 临床上已经研究出针对 *HER-2* 阳性的治疗（即抗 *HER-2* 治疗），也就是我们常说的乳腺癌靶向治疗。抗 *HER-2* 靶向治疗能逆转 *HER-2* 阳性带来不良预后，极大地提高了这一类患者的治疗效果。③ 约 10% 的 *HER-2* 阴性乳腺癌患者为 *BRCA1/2* 基因突变患者，因此 *HER-2* 阴性乳腺癌可考虑进行 *BRCA1/2* 基因突变检测。④ *HER-2* 表达是新辅助治疗决策的重要依据之一。由于 *HER-2* 阳性还是阴性决定是否需要进行有效的靶向治疗，*HER-2* 表达的检测已在临床上常规开展。关于靶向治疗的内容，请参阅相关章节。

*HER-2* 表达的检测有两种类型，一种是免疫组化检测，一种是基因检测。

免疫组化检测由于操作方便、价格低廉，因此成为目前乳腺癌病理检查的不能缺少的常规检测。在很多医院的病理

报告上 *HER-2* 免疫组化表达写成 "c-erBb-2"，后面括号内为 −、+、++、+++，或者 −、1+、2+、3+。这时，*HER-2* 阳性的判读就是：c-erBb-2（+++）。而 *HER-2* 阴性的判读是 c-erBb-2（−），或（+）。如果 c-erBb-2（++），则被判读为不确定，这时就需要进行 *HER-2* 扩增的基因检测进一步确定了。另外，也有临床研究将 c-erBb-2（+++）归于 *HER-2* 高表达，而将 c-erBb-2（+）或（++）都归于 *HER-2* 低表达。

*HER-2* 基因检测的常用方法是荧光原位杂交法，简称 FISH 法。很多医院是在分子病理室进行该项检查，因此，常常是独立于常规病理报告，而有张专门的 *HER-2* 基因检测报告。这个检测报告非常好解读，其结果就两种，一种是 *HER-2* 基因有扩增（判读为 *HER-2* 阳性），另外一种是 *HER-2* 基因无扩增（判读为 *HER-2* 阴性）。有些医院需要等免疫组化结果出来，如果是 c-erBb-2（++），再进行 *HER-2* 基因检测。而有些医院为了尽早出报告，减少患者等待治疗的时间，会对所有患者常规行 *HER-2* 基因检测，而不是等免疫组化结果出来再决定。

（程　进）

## 二　免除化疗有关的基因检测

我们知道，癌症在发生发展中会出现很多基因的变化，而这些变化影响着肿瘤的预后和治疗效果。那么，能不能通过检测几个基因，而达到预测治疗效果的目的呢？

此外，化疗是伤敌一千，自损八百，在抗击乳腺癌的同时，也对自身的免疫力等有损害。对大部分乳腺癌而言，化疗能起到杀灭肿瘤细胞、延缓复发转移、控制晚期进展、延长生存期的作用。但少部分早期乳腺癌，本身预后极佳，针对这部分患者，考虑到化疗的副作用，是不是能避免化疗呢？

聪明的科学家们开发出了一些基因组合检测，这些组合检测能预测化疗是否能给患者带来获益的效果。对于复发转移可能性很低的患者，化疗并不能带来生存的获益，反而可能带来副作用，因此，这类患者可以免除化疗。而对于复发转移可能性不低的患者，化疗能带来生存上的获益，建议进行化疗。

这些基因组合检测包括 21 基因检测、25 基因检测、50基因检测和 70 基因检测，其原理大都类似，下面主要简单介绍一下目前最常用的 21 基因检测的应用。

可考虑进行 21 基因检测的乳腺癌患者，是雌激素受体（ER）阳性，*HER-2* 阴性，转移淋巴结数目少于 4 枚，没有皮肤和胸肌侵犯的、肿瘤大于 0.5 cm 的浸润性非特殊乳腺癌和部分浸润性特殊乳腺癌患者。对这类乳腺癌，如果犹豫是否需要化疗——选择化疗怕副作用，选择不化疗又担心错过最佳化疗时机，可进行 21 基因检测。而对于已决定不化疗或明确准备化疗的患者，则不需要进行 21 基因检测。

看 21 基因的报告，主要就是看复发分数是多少。那么，复发分数和是否化疗怎么解读呢？根据患者的临床情况（是否绝经，肿瘤是否 > 0.5 cm，是否有淋巴结转移等），分为三种评判标准，在此基础上根据复发分数（RS）值 ≤ 15、

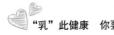

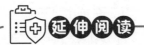

### 21 基因检测的原理

乳腺癌 21 基因 mRNA 表达水平检测是使用实时荧光定量 PCR 法检测肿瘤组织中 21 个基因的表达情况，21 个基因包括增殖组的 *MKI67*、*AURKA*、*BIRC5*、*CCNB1*、*MYBL2*，侵袭组的 *MMP11*、*CTSV*，*HER - 2* 组的 *ERBB2*、*GRB7*，雌激素组的 *ESR1*、*PGR*、*BCL2*、*SCUBE2*，其他组的 *GSTM1*、*CD68*、*BAG1* 和内参组的 *ACTB*、*GADPH*、*RPLPO*、*GUSB*、*TFRC*。根据这 21 基因的表达水平，结合乳腺癌 21 基因检测的复发分数模型计算出对应受检样本的复发分数，提示受检者所属的复发风险分类，复发分数（RS）范围在 0～100。

$16 \leqslant RS \leqslant 25$、$RS > 26$ 三种情况进行分组，给出低、中、高三种风险评估及对应的推荐治疗方案。

以绝经前激素受体阳性、*HER - 2* 阴性、肿瘤 $> 0.5$ cm 且淋巴结阴性的乳腺癌患者为例，其具体指导方案如下：$RS \leqslant 15$ 提示为低风险，可考虑辅助内分泌治疗 ± 卵巢抑制 / 消融，无须化疗；$16 \leqslant RS \leqslant 25$ 提示为中风险，可考虑辅助内分泌治疗 ± 卵巢抑制 / 消融或辅助化疗 + 内分泌治疗；而 $RS \geqslant 26$ 提示为高风险，应考虑辅助化疗 + 内分泌治疗。

一般的 21 基因报告有一个更加详细的复发分数和化疗是

否获益的表格，只要将自己的病理报告（淋巴结是否转移等）、年龄及计算出的复发分数代入，就能看到是否化疗获益。

（程 进 刘 俊）

## 三 遗传、药物选择有关的 *BRCA1/2* 基因突变检测

### 为什么要生我

"你为什么要生我？为什么啊！？外婆和大姨都是乳腺癌走的，现在你也确诊了！你明知道这病会遗传！你为什么还要生我？"

"我没有办法啊，如果可以选择我也宁愿不要生你，可我没有退路啊！你爸三代单传，你爷爷奶奶一直想抱孙子，明里暗里给我施压。我真的没有办法，只能孤注一掷！可偏偏第二胎才是你弟弟！是妈妈对不起你……"

那时妈妈刚确诊，我从医生口中得知乳腺癌会遗传，便跑到她病床前"歇斯底里"。

时隔多年，妈妈已经不在了，可当时的场景却历历在目，常常还能梦见。我的怨恨从那年种下，一直延续到她离世后才慢慢释然。它就好像深埋地下多年，突然被挖出的一枚炸弹，表面锈迹斑斑，或许下一秒就会炸开。

因为老家医疗条件不好，确诊后的第三年妈妈就去

149

世了。她走后没两年，爸爸带着弟弟又组成了新的家庭。而我职高毕业后就走上社会，车间干过流水线、饭店后厨洗过碗、做过健身房地推。和所有女孩一样，我也曾憧憬甜甜的爱情，向往着能像正常人那样谈婚论嫁，可我不敢谈恋爱，甚至都不敢相亲。

2013 年偶然看到一则新闻，一个叫安吉丽娜·朱莉的美国女明星因为家族有遗传性乳腺癌史，提前切除了双侧乳腺并做了乳房重建。其实后来我也去专家门诊了解过，可最终还是没有勇气走出这一步。

经过多年的奋斗，凭借自己努力所营造的良好口碑及人脉累积，2014 年，我 37 岁，终于熬成了大区房产销售的年度 Top sales。尽管事业迎来了春天，可我总能在不远处看到一大片乌云。2015 年 1 月，姚贝娜因为乳腺癌去世，如果这世上真的有上帝，那一定是他在提醒我……

2015 年 1 月 21 日，38 岁生日后的第二天，我一个人前往当地三甲医院，做了个乳腺 B 超。结果超声提示左乳多发性肿块，最大的 1.2 cm（3～4A 类），当天就被医生"扣下"做进一步检查。乳腺磁共振提示乳腺结节超过 5 枚（4 类），淋巴结未见明显肿大；全身 PET-CT 未见明显转移证据，乳腺肿块穿刺提示乳腺浸润性癌。我知道要来的终究会来……

哭笑不得，好不容易赚来的第一桶金竟然要用来治病。不过确诊了，心也定了。结合我的家族遗传史，专家建议做左乳全切，似乎也没有什么讨价还价的余地。1月27日在全麻下行左乳改良根治术（乳腺全切＋重建＋腋窝前哨淋巴结活检后腋窝淋巴结清扫）。术后提示左乳浸润性癌（6灶，均ER阳性，*HER-2*阴性），腋窝淋巴结2/22见癌转移。术后行*BRCA1/2*基因检测，提示有不确定的恶性突变可能。

术后医生告知要做化疗，会掉头发，其实个人形象上我真的已经无所谓了，反正也不找对象，身边也没男神，只要能好好活着，这都不算啥。按照医生的要求，我完成了阶段性的铂类化疗方案＋放疗，又进行了五年的内分泌治疗，虽然很辛苦，但好在每次复查都能顺利过关。

也不知道什么时候开始，自己先前的观念也在悄然发生改变。是的，去年我结婚了，并且在福利院领养了一个孩子。如今我真真实实有了一个完整的家。

这是我的故事，未完待续……

上述故事里提到的*BRCA1*基因，是第一个被发现与人类乳腺癌发病相关的基因，因此称为人乳腺癌1号基因。*BRCA2*基因即人乳腺癌2号基因。*BRCA1/2*基因突变为最常见的遗传性乳腺癌的基因突变，也和遗传性卵巢癌相关。*BRCA1/2*基因都是肿瘤抑制基因，起到的作用是维持基因组稳定性。当

*BRCA1/2* 基因突变时，基因组不稳定，容易出现细胞的癌变。*BRCA1/2* 基因突变可以分成体系突变和胚系突变，其中胚系突变可遗传给下代。

研究发现 5%～10% 的乳腺癌病例携带 *BRCA1* 基因或 *BRCA2* 基因突变。普通女性一生中罹患乳腺癌的风险为 13%。而在 70 岁之前，*BRCA1* 基因致病性或疑似致病性突变女性携带者患乳腺癌的风险高达 51%～75%，*BRCA2* 基因致病性或疑似致病性突变女性携带者患乳腺癌的概率达 40%～57%。此外，*BRCA1/2* 基因突变还和其他人体恶性肿瘤，如卵巢癌、前列腺癌、胰腺癌的发生有关。因此，可能是遗传性乳腺癌的患者可先进行 *BRCA1/2* 基因突变的检测。如果患者有 *BRCA1/2* 基因致病性或疑似致病性突变，则其直系家属也应进行 *BRCA1/2* 基因突变的检测。如果家属为 *BRCA1/2* 基因突变携带者，则应该采取相应的预防措施，具体措施见预防相关章节。

携带 *BRCA1/2* 基因突变的乳腺癌患者更容易出现多发肿瘤病灶和复发转移，因此患侧乳腺行保乳治疗应该慎重，建议患侧乳腺切除术＋重建；也可以考虑预防性对侧切除或双侧乳腺切除＋双侧乳房重建。由于现在很多乳腺癌患者在术前无法拿到 *BRCA1/2* 基因突变的检测结果，因此，*BRCA1/2* 基因检测结果指导手术的意义仅限于有明确家族史的遗传性乳腺癌患者，或行新辅助治疗的乳腺癌患者。这类患者，可等待 *BRCA1/2* 基因检测结果出来后，再行手术治疗。

对于 *BRCA1/2* 基因突变携带者，可考虑预防性双侧乳腺切除术，该手术可降低携带者 85%～100% 的乳腺癌发病风险。但由于手术有并发症的可能性，牵涉到很多社会方面的问题，因此，预防性双侧乳腺切除术应慎重，目前国内仅限于有乳腺癌家族史、反复进行 *BRCA1/2* 基因检测均提示为致病性或疑似致病性突变的、对乳腺癌发生有强烈恐惧的携带者。

*BRCA1/2* 基因突变还与乳腺癌的药物选择有关。由于 *BRCA1/2* 基因致病性突变可导致基因组不稳定（DNA 损伤后不能进行有效修复），因此，和 DNA 损伤修复有关的药物能极大提高 *BRCA1/2* 基因突变患者的治疗效果。有两类药物和 DNA 损伤修复有关，分别是 PARP 抑制剂和铂类药物。

*HER-2* 阴性的乳腺癌患者，在化疗前可进行 *BRCA1/2* 基因突变的检测。对于致病性突变或疑似致病性突变患者，在早期乳腺癌新辅助阶段、辅助阶段和晚期乳腺癌化疗都可以考虑含 PARP 抑制剂或铂类药物的化疗方案。另外，由于 *BRCA1/2* 基因突变对紫杉类药物耐药，因此，这类患者不建议使用紫杉类药物。

（程 进 刘 俊）

第八章

# "肿"要知道：
# 术后康复

**一 术后的上肢功能锻炼**

很多乳腺癌术后患者说："医生，我这个胳膊怎么感觉抬不起来呢？""我这个肩膀和胳膊这一片为什么都痛呢？"这是乳腺癌术后常见的问题。

乳腺组织活检、淋巴结活检或清扫、保乳术、乳房全部切除术、乳房重建等，这些手术或多或少都可能影响患者的深呼吸、穿衣、洗澡、梳理头发等日常活动以及肩膀和手臂的局部运动。疼痛和僵硬会导致虚弱并限制手臂和肩膀的运动。另外，由于乳腺癌手术伤口愈合后会有瘢痕形成，如果患者不进行功能锻炼，可能会发生瘢痕挛缩，严重的会导致上肢不能抬举等问题。因此乳腺癌术后要进行功能锻炼。

下面我们就来跟大家聊一聊乳腺手术后规范的锻炼方法。

在拔出引流管和拆线之前，有些大幅度的运动是做不了的，但术后几天可以做一些简单的运动。下列运动应该在术后3～7天开始进行。

1. 躺下并将受影响的手臂抬高到心脏水平以上45分钟，每天做2～3次。将手臂放在枕头上，使手高于手腕，手肘略高于肩膀。这将有助于减少术后可能发生的肿胀。

2. 手抬高到心脏水平以上，通过张开和闭合手掌15～25次来锻炼受影响的手臂。接下来，弯曲并伸直肘部。每天重复3～4次。这项运动可以加快淋巴液回流。

3. 每天至少进行6次深呼吸练习。仰面躺在床上，慢慢地深呼吸。在尝试扩张胸部和腹部时，尽可能多地呼吸空气。

放松，呼气，重复4～5次。这项运动有助于保持胸部的正常运动，使肺部更容易工作。平时可以经常做深呼吸练习。

4. 尝试用受影响的手臂像往常一样进行简单运动，如梳理头发、洗澡、穿衣、吃饭。锻炼的方法有爬墙运动、外展运动等。可参照网上视频进行锻炼。一般在术后1周左右慢慢开始增加运动幅度和频率。

要注意，不同患者的情况不尽相同，病友们要结合自身情况，在医生指导下进行。上臂功能锻炼要遵守循序渐进的锻炼原则，有些运动在术后当天就可以进行，有些在拔除引流管后2～3天开始，有些需要在手术后一周或更长时间开始。在温水淋浴后，肌肉温暖放松时进行锻炼，会有帮助。运动时穿舒适宽松的衣服。慢慢做练习，直到感觉到轻柔伸展。在运动结束时保持每一段拉伸，慢慢计数到5。如果练习有问题，请咨询医生。

## 特别提醒

如果胸部和腋窝有些紧绷感，这是正常的，一般进行锻炼时，紧绷度会降低。当拉伸因手术而缩短的皮肤和肌肉时，会感觉有些拉扯。在进行任何练习时都不要做弹跳或不稳定的动作。只需要轻柔地伸展，不要让自己感到疼痛。

许多患者在手臂背部或胸壁上有灼热感、刺痛感、麻木感或酸痛感，这是因为手术会切断部分皮神经。手术后几周这些感觉可能会明显，但是，如果感觉到异常的肿胀或压痛，请立即咨询医生。

规范的锻炼有助于恢复。无论做什么类型的手术，术后做好康复运动以使手臂和肩膀恢复功能是很重要的。术后功能锻炼有利于手术后上肢静脉回流及引流液的流出，避免术后上肢水肿；减少皮下积液、积血，避免皮瓣坏死；减少瘢痕挛缩的发生，加快患侧上肢的功能恢复及自理能力的重建；增强对生活的信心，提高生活质量。适度规范的功能锻炼并不会影响伤口的愈合。

（赵　钧　陶　威）

## 二　悦纳自己，不要让乳腺癌成为心病

作为乳腺癌患者，治疗方面会有医生帮助，那我们自己又有什么办法可以改善心理状态，更好地配合医生的治疗呢？

对于乳腺癌患者而言，康复期需要同时关注心理和身体问题，心理和身体就像一对翅膀，缺一不可。只有翅膀的两翼都健康舒展，患者才能放飞自我，在人生的天空中幸福自由地翱翔。今天就带大家来一起学习几招日常心理调节的办法。

每位患者确诊后，都会或多或少地感觉心情低落，甚至会有明显的落差感。明明上一秒感觉自己还是一个健康人，却因一纸报告，而把自己归为肿瘤患者。所以此时的安慰疗法对患者及其家属都极为重要。

首先要从思想上解决患者的负担，消除顾虑。亲友可正视肿瘤患者，不要过于表达对患者的同情和怜悯，这样反而会

让对方觉得自己与众不同，从而加重其心理负担。其次，随着医疗水平的发展，很多乳腺癌患者都得到了有效的医治，延长5年、10年甚至更久的生命周期。患者及家属可以经常关注这些成功案例，一同学习，增强信心，引领患者以积极的心态去面对今后的生活。

恐慌和无助，多数是因为我们对一件事物不了解，所以我们可以查阅相关资料并向主诊医生咨询，对患病原因和治疗方案有了一定了解，内心的恐惧也会有所降低。

每天适当地放松训练可以释放身心压力，压力当天得到宣泄，就不会形成叠加的压力去破坏身体的免疫系统。宣泄放松的方法很多，我们需要根据自己的情况来安排采取不同的方法进行放松。

1. 深呼吸：深呼吸可以缓和即将爆发出来的情绪反应。

2. 浸泡热水：热水澡是最古老的镇静剂，要放松自己，最好浸泡在比自己的体温高一些的热水里，时间不要超过15分钟。

3. 放松肌肉：可以采取按摩、拉伸、瑜伽等方式，让自己的肌肉不再紧绷，身体由此得以松弛，这对于处于康复期的乳腺癌患者非常有效。

4. 体育锻炼：规律性运动可能是解除压力的最实际方法。做20分钟的运动，可以减少压力长达三个小时，若是相同时间的休息却只能让你轻松20分钟。

5. 听音乐：音乐可以使人放松，选择一些节奏舒缓、曲调柔和的轻音乐，或者纯乐器演奏的音乐，或者自己平时熟悉喜好的歌曲，让自己在音乐中得以放松。

良好的社会支持对患者的身心有调节作用。有研究表明，乳腺癌患者的生活质量与其获得的社会支持密切相关，获得的社会支持越多，其生活质量越高。家庭成员及亲朋好友主动对患者提供照顾，可增强患者的自尊和被爱的感觉。而关爱组织则是乳腺癌病友的大家庭，加入一些病友群，互相沟通，互相鼓励。在身体允许的情况下，组织一些简单的线下活动，例如品茶、下棋等。

在康复期会面临诸多挑战及压力，因此心理调节至关重要。这个不像身体问题，可以单纯靠药物去解决，心理的状态需要社会、环境、个人等多个层面、多种办法去调整。但不用

### 怎样消除疲惫感

癌症患者在被告知治愈，松了一口气之后，疲惫感可能会持续数月甚至更长时间，往往导致患者情绪低落，不利于康复。建议尽早地恢复正常生活和力所能及的工作。

适当晒太阳，但要避免暴晒。戒烟，减少烟草的伤害。适当外出活动，可以与朋友喝茶、吃饭、外出散步，并开始做一些简单的事，比如外出购物等。如果体力允许，可恢复上班，从事轻体力及脑力工作。

当然也要多休息。虽然已经康复，但患者仍需要休息相当长的时间，才能恢复到之前的状态。这里的休息，不是指躺床上不动，而是指避免过度劳累的工作和家务等。

害怕和担心，你完全有能力和信心去完成这个挑战，因为你已经度过最艰难、最痛苦的治疗期，迎接你的必将是美好的明天，展开双翼，去尽情飞翔吧！

（赵　钧　陶　戚　黄伟翼）

## 三　怎么判断"治愈"了

很多患者手术后经常会问：我手术做好了，是不是就没事了？是否就是治愈了？还会复发转移吗？

乳腺癌为恶性疾病，因肿瘤具有侵犯、转移、复发等特点，所以手术治疗后 6～8 年也可能出现复发现象。对于早期乳腺癌的治疗，目前仍以手术切除为主，手术以后进行放疗、化疗、免疫治疗或靶向治疗等综合治疗，多数乳腺癌患者可以得到治愈。20%～30% 的早期乳腺癌会出现复发和转移。一般复发转移高峰在术后第 2 年和第 5 年。

乳腺癌早期通过根治性手术切除后，一般是可以达到临床治愈的。那么什么是临床治愈状态呢？首先要知道，临床治愈状态不是痊愈。临床治愈并不等同于癌症消失，它包括了两个方面：一方面是指治疗之后检测不到癌细胞，用医学术语来说，叫作"完全缓解"。另一个方面是说完全缓解之后没有再复发。而无病生存期就是治疗后疾病得以控制、症状消失，从临床确定完全缓解至重新出现病灶复发的时间。

在癌症治疗中，医生习惯用 5 年生存率、10 年生存率，也就是"长期存活"作为判断标准，来判定患者治疗后的远期疗效。对于癌症患者而言，如果接受手术或规范化的全身治疗后，5年之内不复发，那么之后再复发的概率就非常低了，因此就被认为是临床治愈了。

临床治愈如何衡量呢？主要依靠影像学检查和肿瘤标志物及体检。影像学检查（胸片、CT、PET-CT、骨扫描、胃镜、肠镜等）。比如肺部CT可以评价肺部是否有转移，超声可以初步评估是否有局部复发、淋巴结转移和肝脏转移等。骨扫描可以帮助确定是否有骨转移，通过成像就能看到病变部位及数量。脑部磁共振可以评估是否有脑转移等。PET-CT可以评估全身是否有复发转移灶。肿瘤指标/肿瘤标志物（CEA、CA125、CA50等）可以反映是否有大的转移和复发灶，指标越高则肿瘤负荷越大。

**特别提醒**

肿瘤标志物正常，代表复发转移的可能性不大，但不能完全排除复发转移。

一般来说，是否会复发和转移，主要与以下几种情况有关：① 初诊时的乳腺癌分期。分期越早，复发转移可能性越低。② 肿瘤的大体类型。非浸润癌可以达到治愈的目的。③ 肿瘤的分子分型。luminal型预后相对好，复发转移可能性低。④ 规范的治疗。进行规范的治疗能降低复发转移率。⑤ 乳腺癌对新辅助治疗的反应。反应越好，后期复发转移率越低。

（陶 威）

## 四　如何随访复查

乳腺癌术后的随访复查主要目的有两方面：一是复发转移的评估和检查；二是术后治疗副作用的评估和检查。这两方面的内容有时可以同时进行。

对于复发转移的检查，一般有个大致的规律。乳腺癌的复发转移的可能性总体上随着时间延长而越来越低，另外在第二年和第五年有两个复发转移高峰。此外，不同分子分型的乳腺癌复发高峰也稍有不同。但基本上，复查有规律可循。一般术后 2 年内，每 3～4 个月复查一次；2～5 年每半年复查一次；5 年后每年复查一次。具体的复查时间间隔还可以根据肿瘤分期、肿瘤分子分型等综合判断的复发转移风险进行个体化调整，建议咨询主诊医生。

每次复查的内容可能会有所调整，主要根据复发转移风险、转移部位、转移时间、复查时的临床症状等进行调整。主要包括全身超声、肺部 CT、骨扫描等，必要时可做 PET-CT检查。

对于治疗相关副作用的复查，则是根据各种治疗方法的不同和患者的基本情况进行合理调整复查内容和复查时间。比如老年患者在使用芳香化酶抑制剂进行内分泌治疗时，需要复查骨质疏松情况。一般半年到一年查一次；绝经前使用雌激素受体调节剂如他莫昔芬等进行内分泌治疗的，则需要半年一次检查子宫内膜情况；对于长期 CDK4/6 抑制剂使用患者，则需要定期复查血常规和肝肾功能，一般 2～3 个月复查一次。

（陶　威　黄伟翼）

## 五 不可或缺的食疗保健法

"病人服之，不但疗病，并可充饥；不但充饥，更可适口，用之对症，病自渐愈，即不对症，亦无他患"，我国自古就有"医食同源""寓医于食"之说。乳腺癌患者除了常规的治疗外，还可以采取食疗进行保健。

食疗，即食物疗法或饮食疗法。许多食品都有一定的辅助抗肿瘤效果，食疗是抗癌治疗过程中不可或缺的一环。恶性肿瘤细胞无限制地快速增殖是癌症的一大特征。癌细胞在增殖的过程中，必然会消耗人体内大量的能量。对癌症患者进行饮食治疗，可以加强营养补充、扶正培本、提高元气、提高免疫力，预防癌症复发和其他癌症的发生，从而对缓解癌症患者的临床症状、提高生活质量、延长生命具有重要作用。

乳腺癌患者的食疗保健主要有以下几方面。

1. 保证蛋白质的摄入，比如鸡蛋、鸭蛋的蛋白，肉类（牛肉、猪肉等红肉少一点，鱼肉等白肉多一点）。

2. 适当控制碳水化合物的摄入，主要是米饭、馄饨等主食，以及太甜的食物。

3. 减少脂肪的摄入，比如黄油、奶酪。烧菜时少放点油，尽量少吃油炸食品（少吃不是指不能吃，偶尔吃点，心情愉悦，是蛮好的）。

4. 多吃新鲜蔬菜和水果，蔬菜应以菠菜、芹菜、韭菜、胡萝卜等绿色、橙色蔬菜为主，水果包括苹果、橘子、香蕉和猕猴桃。

5.对于保健品的选择需要谨慎，因为会有添加雌激素相关成分的可能，而这很有可能会加重病情。

6.以体重不出现大的变化为目标，来控制饮食的量。

针对患者的不同病情和体质，辅以食疗，改善患者的营养状况，有利于早日康复。在肿瘤后期治疗中，食疗能发挥减轻副作用、防止转移复发等功效。

**特别提醒**

由于食物中的有效成分有限，往往需要食用远超于常量的食物方可达到治病剂量。且食物中的有效成分无法精确量化，其所产生的效果差异巨大，无规律可循。因此食疗只是配角，不能代替药疗等正规治疗手段。

（朱　瀛）

第九章

# "肿"要知道：
# 预防为先

**一　运动预防**

多运动真的有助预防乳腺癌!

通过比较发现,积极运动的女性,其乳腺癌发病风险会降低 20%。运动对乳腺癌的保护作用似乎在绝经后妇女中更为明显,久坐会使三阴性乳腺癌患病的风险增加。

运动预防乳腺癌的原因主要有:① 适当运动可增强抗肿瘤免疫力。运动可以通过增加免疫功能细胞的数量和活性来增强免疫功能,同时运动产生的乳酸也可以有效激活免疫细胞。② 适当运动可以降低体内雌激素水平。大家知道高水平的雌激素和乳腺癌的发生有关,降低雌激素水平有助于降低乳腺癌的发生率。③ 运动还会增加丁酸盐浓度、改变人群的肠道菌群结构和短链脂肪酸的含量,有利于刺激抗癌物质的产生。④ 经常锻炼的人能比较好地维持体重,避免过度肥胖,从而降低乳腺癌的发生率。

**特别提醒**

体力劳动者乳腺癌发病率要明显低于脑力劳动者。长期从事脑力劳动的人要适当增加运动,这样有利于防止乳腺癌的发生。

那么,什么是适当的运动呢? 目前认为,成年人每周进行 2.5 ~ 5 小时的中等强度运动,或至少 1.25 ~ 2.5 小时的高强度运动,就可以有效降低患癌风险。年龄 > 65 周岁的老年人,可以尽量按照以上推荐进行锻炼,但如果合并行动受限的慢性疾病(如心脏、肺等疾病),则可在医师指导下适当调整运动时间与运动强度，但应避免长时间处于不运动状态。

中等强度的运动一般包括：快步走、慢速骑自行车、慢速游泳、划船、排球、羽毛球等。高强度的运动一般包括：快速骑自行车、耕种、登山、跳绳、武术、竞走、慢跑、篮球、足球、快速游泳等。

（蔡　讯）

特别提醒

熬夜会扰乱身体的生物钟，使大脑控制的激素分泌水平紊乱，也会增加乳腺癌的发病风险，加快乳腺癌的进展。国际癌症研究所将熬夜列为癌症风险等级中的2A级（提示容易致癌）。

长期熬夜之后，体内的一些激素水平会出现异常。当人体内的雌激素分泌水平过高时，会增加乳腺部位的细胞出现异常病变的概率，进而引发乳腺癌。熬夜时，灯光抑制了脑部的松果体分泌褪黑素，而褪黑素有增强免疫力和抑制癌细胞的作用，且白天几乎不分泌，夜间则分泌增加。长期熬夜会导致抵抗力下降，这个抵抗力包括机体的抗癌能力，一些细胞可能失去控制，出现异常增殖，从而增加患乳腺癌的风险。

（朱　瀛）

二　控制体重

大部分乳腺癌的发生发展与雌激素水平升高有关。除卵巢分泌雌激素以外，肥胖女性体内的脂肪组织也可生成一定的雌激素，脂肪堆积越严重，雌激素生成越多。多余的雌激素不断释放进入血液，对乳腺组织产生刺激，就容易引起乳腺癌。此外，长期高脂肪膳食会影响肠道细菌变化，肠道细菌通过代谢可将来自胆汁的类固醇物质转换成为致癌的雌激素。严重肥胖的女性体内雌激素含量是偏瘦女性的 3 倍，乳腺癌死亡率是正常体重女性的 2 倍。而女性出现肥胖现象，也与雌激素过高有关。所以，如果女性身体肥胖，患乳腺癌的概率会高一些。

从上面可以看出，肥胖会增加乳腺癌的发生概率。因此，减肥，将体重控制到合理范围，有助于降低乳腺癌的发生概率，达到预防乳腺癌的目的。那么，如何减肥呢？

首先，我们来了解一下肥胖形成的原因：① 体质原因，大部分肥胖的患者，多多少少有点体质的关系，也就是说有些人怎么吃都不胖，有些人随便吃吃就胖。很多肥胖患者，家里也有胖子。② 食欲特别好，饮食控制能力差。③ 不愿运动，越胖越会找理由不运动。④ 对肥胖会引起的疾病认识不足，觉得胖一点没关系。

知道了肥胖引起的原因，我们可以做好以下几点来减肥。

1. 充分认识肥胖会导致各种疾病，包括增加乳腺癌、糖尿病和高血压等的发生率。增加减肥的决心，尤其是体质性肥胖的患者，需要更多更大的决心和毅力。

2. 树立正确的减肥目标和合理的体重目标。一般女性体重目标在［身高（cm）-110］kg 上下 20%，男性在［身高（cm）-105］kg 上下 20%。减肥目标在每月减肥 2～3 kg 比较合理。

3. 需要强调的是减肥不是单纯减体重，而需要把"肥"减掉。因此，不能单纯控制饮食（节食），应该在节食的同时增加运动量，增加肌肉的力量。

4. 调整饮食结构，减少脂肪和碳水化合物的摄入，适当增加蛋白质摄入，蛋白质以植物蛋白为主。避免高脂饮食，如油炸食品、奶油、奶酪、动物内脏等要少吃。多吃植物油，少吃动物油。

5. 控制饮食的总量，慢慢减少摄入量，需避免以短期的不吃或少吃来减体重。

6. 积极参加体力劳动和体育锻炼，遵循循序渐进的原则，避免运动损伤。为了更健康的乳房和更美丽的你，一定要养成好的生活习惯，保持体形，避免肥胖。

### 哪些食物抗癌效果好

新鲜的蔬菜水果对不同年龄段妇女都有抗乳腺癌的作用。其中卷心菜、花椰菜、西兰花等十字花科的蔬菜抗癌效果最好。绿色和橙色的蔬菜水果还富含胡萝卜素，具有抑制和杀灭癌细胞的作用。其他，如食用菌类、海藻类、大蒜、西红柿、橘类和浆果类的水果也有助于乳腺癌的预防。

（朱　瀛）

## 三 心理调适

在生活中，生气在所难免，但俗话说"气大伤身"，这话一点不假。临床上，半数以上的乳腺癌患者有一个共同点就是爱生气。

中医认为：怒伤肝、喜伤心、忧伤肺、思伤脾、恐伤肾。怒伤肝，愤怒使人肝气不舒、胸闷、胸痛。生气的时候，血液快速涌入大脑和面部，心脏及其他器官的血液会迅速减少，所以生气的人脸会瞬间变红，感到心悸、心里不舒服；胃肠道内的血流减少，使胃肠蠕动缓慢，降低消化和吸收功能，出现食欲不振、腹胀、腹痛，甚至胃溃疡。在现实生活中，很多女性容易生气，尤其是已婚女性，各方面压力都很大，很容易成为一个"愤怒的人"。

乳腺癌的具体病因不明，临床上考虑与雌激素升高、射线、家族史，或者服用含雌激素的药物等多种因素有关。女性的内分泌与情绪的关系最为直接，情绪激动或者喜欢生闷气，长时间压抑自己的感情，会干扰到内分泌系统。内分泌失调会导致卵巢早衰，性激素分泌减少，影响月经，引起色斑、皱纹、肤色暗黄等各种皮肤问题，增加乳腺疼痛、小叶增生的发生概率。经常生气，长期处于焦虑、抑郁、愤怒、恐惧等不良情绪中，可以诱导肾上腺素水平上调，导致T淋巴细胞突变，增强癌细胞扩散转移的能力。

所以，长期处于慢性情绪压力之中，是乳腺疾病的诱因之一，是乳腺癌的危险因素。如果一个人总是爱生气，那乳腺疾病在很大程度上会找到她。因此，情绪的自我管理非常重要。

我们要保持平静的心态，"泰山崩于前而色不改，麋鹿兴于左而目不瞬"。无论发生什么都要冷静，学会处理事情，而不是通过简单的发脾气、发泄情绪来解决问题。要避免上火，保持好心情，尽量控制自己的情绪。

情绪不佳时，也可以选择外出跑步、打羽毛球等运动。运动会促进分泌多巴胺，多巴胺可以使人保持一种愉悦状态，并且缓解疲劳。培养自己的兴趣爱好，丰富自己的业余生活，不要一直烦恼于生活的琐碎。如果实在控制不住自己的情绪，可以选择前往心理科或者心理社团倾诉自己的不满，寻求帮助，来疏解自己的情绪。

（朱　瀛）

## 四　关于防癌药物

乳腺癌已经成为我国乃至全世界的女性发病率排名第1位的恶性肿瘤。近20年的基础研究获得了极大的进步，并且在此基础之上，药物的研发（包括靶向药物以及内分泌治疗药物）均获得了巨大的进步，无论是早期乳腺癌的治愈率以及晚期乳腺癌的生存率均有了大幅度提升。但我们老百姓会想，就算早期乳腺癌能治愈，也需要经历手术、放疗、化疗，多苦啊！头发也会落光，即使治愈了，身体也有不可恢复的创伤。如果我们能够吃点什么药就不生乳腺癌，多好啊！那么有没有药物可以预防乳腺癌的发生呢？

这一点，其实已经成为医学界孜孜以求的研究方向之一。但是想要预防乳腺癌，就需要搞清楚乳腺癌发病的原因。现在的研究显示，有很多原因参与了乳腺癌的发生，包括基因突变，或者是其他的激素类的刺激以及很多不良的生活习惯长期作用，其中雌激素-雌激素受体通路的异常激活是某些乳腺癌的重要原因。因此，目前有一些药物，主要是雌激素拮抗类药物被开发出来，成为乳腺癌内分泌治疗的重要药物。这些药物，在研究中也展现了部分预防乳腺癌的作用。

1. 三苯氧胺（他莫昔芬，TAM）：三苯氧胺属于雌激素受体竞争性拮抗剂，是近年来最为常用的内分泌治疗药物之一。一般认为三苯氧胺是通过与雌激素竞争性地与肿瘤细胞内雌激素受体结合而发挥其抑制乳腺癌细胞增殖的作用。研究发现，三苯氧胺能降低对侧乳腺癌的发生和降低正常人群 40% 左右的乳腺癌的发生。因此，在 2000 年，美国 FDA 批准将三苯氧胺作为乳腺癌化学预防用药。但三苯氧胺有增加子宫内膜癌和血栓栓塞的风险。

2. 雷洛昔芬：雷洛昔芬也是选择性雌激素受体调节剂。有报道显示，雷洛昔芬可以降低 2/3 的原位癌和浸润性乳腺癌的发生。但是，此药可能会增加血栓栓塞的风险。

3. 芳香化酶抑制剂：有报告发现部分芳香化酶抑制剂预防乳腺癌的间接证据。ATAC 试验芳香化酶抑制剂阿那曲唑能降低对侧乳腺癌的发生率。

4. 非甾体抗炎药（NSAIDs）：这是具有抗炎与镇痛作用的一类药物，可以改善风湿性疾病的炎性症状和缓解疼痛。最常见的 NSAIDs 类药物有阿司匹林、布洛芬、塞来昔布以及吲哚美辛等。有一些回顾性的研究显示，长期规律应用上述的这些药物，会降低乳腺癌发病危险。

目前针对乳腺癌的预防用药主要针对雌激素受体（ER）阳性乳腺癌患者，在治疗一侧乳腺癌的同时，预防对侧乳腺癌的发生。各种药物在降低乳腺癌发生的同时也会带来副作用，因此对普通大众不建议进行药物预防。仅对具有乳腺癌高危的患者，在慎重权衡利弊后，可以考虑应用药物进行预防，比如有雌激素受体（ER）阳性乳腺癌家族史的 *BRCA1/2* 突变携带者。在进行药物预防乳腺癌时，需要定期检查，及时发现副作用，进行合理调整用药。

（刘　军）

## 五　关于家族遗传

还记得前面说过的"不幸中万幸的"王阿姨的故事吗？她的接诊医生张主任治好了王阿姨的病，后来还给我们分享了一个小插曲。

这天，王阿姨的女儿走进了张主任的办公室，拿出一张旧报纸（2013 年 5 月 15 日出版的《新京报》，标题是《朱莉未雨绸缪，切除乳腺防患癌》）。"张教授，我就是想问问您，这个外国女明星的妈妈得了癌，她自己后来又做了什么检测，说有遗传性，就把乳房和卵巢都给切了？我妈妈得了乳腺癌，我有点担心是不是以后也会得乳腺癌，要不要也提前切除乳腺和卵巢啊？"

张主任安慰道："你提的这个问题，实际上就是乳腺癌会不会遗传，如何来预防乳腺癌。现在正好有点时间，我和你说一说这方面的知识……"

　　只有 5%～10% 的乳腺癌具有遗传性，绝大部分乳腺癌是由于后天因素的影响而导致的，不会遗传到下一代。

　　那么，如果妈妈患了乳腺癌，女儿怎么知道有没有遗传性呢？目前主要有三种方法可以估计有没有遗传性。

　　1. 乳腺癌/卵巢癌家族史：这个家族史是指和自己有直接血缘关系的人患乳腺癌的情况。直接血缘关系的人是指生育自己的和自己所生育的上下各代，例如父母与子女、祖父母与孙子女、外祖父母与外孙子女等。直接血缘关系的人患乳腺癌的人数越多，自己患乳腺癌的风险就越大；直接血缘关系的人患乳腺癌越早，则自己患乳腺癌的风险也越大。这种乳腺癌家族史引起的风险大约增加 2～5 倍，主要与遗传以及共同生活的相同环境有关。

　　2. *HER-2* 表达情况：大约有 80% 的遗传性乳腺癌是由 *BRCA1* 或 *BRCA-2* 基因的突变引起的。在没有进行 *BRCA1/2* 检测时，也可以初步通过 *HER-2* 表达情况来评估是否有遗传。因为，*BRCA1/2* 基因突变主要发生在 *HER-2* 阴性乳腺癌患者，而 *HER-2* 阳性患者出现 *BRCA1/2* 基因突变的极少。因此，*HER-2* 阳性乳腺癌患者多数和遗传没关系，而 *HER-2* 阴性乳腺癌患者则有 5%～16.6% 的 *BRCA1/2* 基因胚系突变，这个胚系突变有一定遗传性。

　　3. 乳腺癌患者的遗传相关基因突变的检测：大约有 80%

的遗传性乳腺癌是由 *BRCA1/2* 基因的突变引起的，另外有20% 的患者与其他基因的突变有关（例如 *PTEN*、*TP53*、*ATM* 及 *STK1/LKB1* 等）。因此，目前针对乳腺癌患者的遗传性，主要检测 *BRCA1/2* 基因是否突变，如果经济条件允许，可以同时检测所有和乳腺癌遗传相关的基因。这里需要提及的是，如果乳腺癌患者肿瘤组织的 *BRCA1/2* 基因有突变，并不代表一定有遗传性，需要进行胚系细胞的检测（一般是血液中的白细胞或唾液中的细胞）才能确定是否有遗传性。如果 *BRCA1/2* 基因有胚系突变，则代表该乳腺癌患者是遗传性乳腺癌。

目前对于大众的乳腺癌遗传性基因筛查主要针对乳腺癌的高危人群，且主要筛查的是 *BRCA1/2* 基因。乳腺癌的高危人群主要包括：① 直系近亲属里面有已知 *BRCA1/2* 基因致病性突变的乳腺癌患者的女性；② 有乳腺癌家族史 [ 2 位以上患乳腺癌或卵巢癌，或年轻乳腺癌（＜ 45 岁）] 的女性；③ *HER-2* 阴性乳腺癌患者的女儿。

*BRCA1/2* 基因突变携带者是指没有发病，携带有致病性 *BRCA1/2* 基因突变的人。*BRCA1/2* 基因突变可分为致病性、可能致病性、意义未明、可能良性和良性 5 个级别，正规的检测报告上都会标明。如果 *BRCA1/2* 基因检测报告提示为 "致病性 *BRCA1/2* 基因突变"，则其发生乳腺癌的风险要明显高于普通大众。需要采取必要的措施正确面对，包括密切随访、可以用药物预防及手术切除预防等措施，预防乳腺癌的发生或尽早发现乳腺癌。

（蔡　讯）

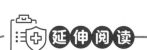

## 基因突变者的预防三部曲

1. 密切随访：如果基因检测发现 *BRCA1/2* 基因有突变的话，就应该每年至少一次乳腺超声检查；从 40 岁开始每半年进行一次乳腺超声联合乳腺 X 线检查，此外每年还需增加一次乳腺磁共振检查。而男性有 *BRCA1/2* 基因突变的话则应该从 35 岁起每年进行乳房自检和临床体检。另外，对于有 *PALB2*、*ATM* 和 *CHEK2* 等致病性突变的女性，可分别从 30 岁和 40 岁开始每年进行一次乳腺磁共振的检查及乳腺 X 线检查。

2. 药物预防：可考虑包括像选择性雌激素受体调节剂（例如他莫昔芬和雷洛昔芬）、芳香化酶抑制剂（例如阿那曲唑和依西美坦）等。具体咨询乳腺专科医生。

3. 手术预防：对 *BRCA1/2* 基因检测发现有致病性突变者进行预防性乳腺切除，可降低 90% 以上罹患乳腺癌的风险，而双侧输卵管、卵巢切除也被证实能显著降低 *BRCA1/2* 突变携带者罹患输卵管癌和卵巢癌的风险。对于真的非常担心今后可能会患癌的这类突变基因携带者，可以考虑预防性乳腺切除＋假体重建手术。

## 图书在版编目（ＣＩＰ）数据

"乳"此健康：你要懂得更多 / 王红霞，刘俊主编
. -- 上海：上海科学技术出版社，2023.12
（"肿"要知道丛书）
ISBN 978-7-5478-6345-9

Ⅰ. ①乳… Ⅱ. ①王… ②刘… Ⅲ. ①乳房疾病－防治 Ⅳ. ①R655.8

中国国家版本馆CIP数据核字(2023)第187022号

**"乳"此健康　你要懂得更多**

主　编　王红霞　刘　俊

副主编　陈健华

上海世纪出版（集团）有限公司
上海科学技术出版社　出版、发行
（上海市闵行区号景路159弄A座9F-10F）
邮政编码201101　www.sstp.cn
常熟市华顺印刷有限公司印刷
开本 889×1194　1/32　印张 6
字数 100千字
2023年12月第1版　2023年12月第1次印刷
ISBN 978-7-5478-6345-9 / R·2852
定价: 58.00元

本书如有缺页、错装或坏损等严重质量问题，请向印刷厂联系调换